»Mir fehlen die Worte ...«

Helmut Clahsen

»Mir fehlen die Worte ...«

Aphasie nach Schlaganfall – ein Erfahrungsbericht

Mabuse-Verlag
Frankfurt am Main

Bibliografische Information der Deutschen Bibliothek
Die Deutsche Bibliothek verzeichnet diese Publikation in der Deutschen Nationalbibliografie; detaillierte bibliografische Angaben sind im Internet abrufbar über http://dnb.ddb.de.

Die Veröffentlichung dieses Buches wurde unterstützt vom Deutschen Bundesverband für Logopädie e.V., Augustinusstr. 11a, 50226 Frechen, Tel. 02234-69 11 53

Kasseler Str. 1a
60486 Frankfurt am Main
Tel.: 069 / 97 07 40 71
Fax: 069 / 70 41 52
E-Mail: info@mabuse-verlag.de
www.mabuse-verlag.de

Satz und Umschlaggestaltung: Karin Dienst, Frankfurt am Main
Druck: FVA, Fuldaer Verlagsagentur GmbH
ISBN: 3-935964-22-6
Printed in Germany

Inhalt

Vorwort

Genaue Zahlen gibt es nicht. Schätzungen gehen davon aus, dass jährlich in Deutschland ca. 200.000 Menschen einen Schlaganfall erleiden. Mittlerweile ist der Schlaganfall die dritthäufigste Todesursache und häufigster Grund für eine bleibende Behinderung im Erwachsenenalter. Von den Überlebenden leiden etwa ein Drittel auch an einer Sprach- oder Sprechstörung. Sie »verlieren« ihre Sprache.

Diese Zahlen sagen viel über die Größenordnung aus, die der Schlaganfall und eine seiner Folgen, die Aphasie, heute im Gesundheitswesen einnehmen. Über die Schicksale, die sich dahinter verbergen, sagen sie nichts.

Vom Schicksal Lilo Clahsens, deren Leben an einem warmen Sommertag durch einen Schlaganfall plötzlich aus den Fugen geraten ist, handelt dieses Buch. Geschrieben wurde es von ihrem Mann, der den Weg in die beängstigende Welt einer alles verändernden Krankheit miterlebt. Es ist ein sehr persönliches Buch und doch ein Bericht, der vielen Leidensgenossen aus dem Herzen sprechen wird.

Fassungslosigkeit, Hilflosigkeit, Verzweiflung und Angst sind die vorherrschenden Gefühle, die Helmut Clahsen während der ersten Zeit der Erkrankung seiner Frau beschreibt. Zunächst geht es um das nackte Überleben. Dann wird allmählich klar, welche Einschränkungen Lilo Clahsen durch den Schlaganfall erlitten hat. Sie kann kaum noch schlucken. Ihr rechter Arm ist gelähmt. Am schlimmsten aber ist für beide ihr Verlust der Sprache.

Wer nicht mehr sprechen kann, ist mehr als andere auf Hilfe von außen angewiesen. Sowohl auf professionelle medizinische, therapeutische und pflegerische Hilfe als auch auf die engagierte Unterstützung durch Partner, Freunde oder andere Angehörige. Sie sind ihr Sprachrohr, ihr »Tor zur Welt«. Und sie sind diejenigen, ohne die die alltäglichsten Dinge, der Griff zum Wasserglas, das Frühstück, das Haarekämmen nicht mehr möglich sind. Sie sind auch diejenigen, die sich für die Interessen der Aphasiekranken stark machen können und, wie dieser Bericht zeigt, oft auch müssen.

Denn manchmal scheint der kranke Mensch im Alltag des Gesundheitsbetriebes unterzugehen. Dies passiert nicht nur, wenn es an ausreichendem und qualifiziertem Personal mangelt. Dies ist auch immer dann der Fall, wenn Ärzte, Therapeuten oder Pfleger ein allzu eingeschränktes Bild vom Patienten haben. Denn der kranke Mensch ist nie in erster Linie ein Schlaganfallpatient, ein Aphasiker, ein medizinischer Fall. Ohne die Zugrundelegung eines ganzheitlichen Menschenbildes gibt es keinen optimalen therapeutischen Erfolg. Was nützt die beste sprachtherapeutische Methodik, wenn der Aphasiker psychisch noch nicht in der Lage ist, seine verzerrten Gesichtszüge im Spiegel zu betrachten? Wie will man einem Menschen, der innerhalb von Sekunden jede Selbstständigkeit verloren hat, Lebensmut und Geduld vermitteln, wenn man ihn und seine engsten Angehörigen nicht in Diagnose und Prognose einweiht und am Therapieprozess beteiligt?

In diesem Sinne ist das Buch von Helmut Clahsen hervorragend geeignet, den Blick zu schärfen für das, was wirkliche Qualität in der Therapie und Versorgung von Schwerkranken bedeutet. Ich wünsche mir deshalb, dass es von vielen gelesen wird, die im Gesundheitssektor Verantwortung tragen: von Ärzten, Therapeuten, Pflegern, aber auch von den Verantwortlichen in Politik und Verwaltung. Denn es hilft uns, die Diskussion wieder auf das zu konzentrieren, um das es letztlich geht: den Menschen und seine Lebensqualität.

»Sie dürfen niemals aufgeben«, dieser Satz hat Lilo Clahsen und ihren Mann während der langen Zeit der Genesung begleitet und unterstützt. Begleitung und Unterstützung werden viele Aphasiker und ihre Angehörigen auch durch die Lektüre dieses Buches erfahren. Denn es zeigt, dass mit viel Geduld, Mut und Unterstützung von außen ein Weg zurück in ein lebenswertes Leben möglich ist. Und auch, dass der einzelne Betroffene mit seinem Schicksal nicht alleine ist.

Monika Rausch
Präsidentin des Deutschen Bundesverbandes für Logopädie

Der Schlag

Der dritte August war ein warmer, sonniger Samstag. Meine Frau und ich hatten lange geschlafen und gemütlich gefrühstückt. Wir teilten die Hausarbeit auf und gingen sie an. Es war gegen 14 Uhr, als ich Lilo, die den Holzrahmen der Balkontüre ablederte, etwas fragen wollte und zu ihr hinsah.

In diesem Augenblick fiel ihr Kopf nach vorne gegen die Scheibe. Gleichzeitig sackte sie ganz langsam, mit kraftlos herunterhängenden Armen und Händen in die Hockstellung.

Ich hastete zu ihr. Sie war nicht bewusstlos, machte aber den Eindruck tiefer Benommenheit. Als ich sie flach auf den Boden legte, bemerkte ich, dass ihre rechte Gesichtshälfte eigenartig verzogen aussah. Schlaganfall!, dachte ich, hetzte zum Telefon, rief den Notarzt und hetzte wieder zurück. Sie war immer noch bei Bewusstsein, konnte sich aber nicht bewegen.

Sie sprach nicht. Sah mich an, und ihr Blick war voller Angst. Ich setzte mich zu ihr auf den Boden, versuchte ihre Angst zu verdrängen, streichelte sie und redete ihr beruhigend zu.

Ich zwang mich, keine anderen Gedanken aufkommen zu lassen als die, die ich aussprach. Die wenigen Minuten, die bis zum Eintreffen des Notarztes vergingen, erschienen mir wie eine Ewigkeit.

Gehirnschlag hatte der Arzt diagnostiziert. Er hatte es mir zugeflüstert. »Ihre Frau muss sofort in ein Krankenhaus.« – »Nach Eschweiler«, sagte ich spontan. »Bringen sie meine Frau nach Eschweiler zum St. Antonius Krankenhaus.« Für dieses Krankenhaus hatte ich mich entschieden, weil dort einige Verwandte als Ärzte und Pflegepersonal tätig waren. Außerdem war es Wochenende, und ich glaubte Lilo unter Verwandten einfach besser aufgehoben als in einem anderen Krankenhaus unter fremden Menschen. Im Krankenwagen konnte ich nicht mitfahren, deshalb fuhr ich mit unserem Auto hinterher. In der Notaufnahme wich ich nicht von meiner Frau, was auch geduldet wurde. Während des Transportes war ihr ein Heparintropf zur Verdünnung des Blutes angelegt worden. War es Einbildung, oder waren ihre Augen tatsächlich klarer?

»Was ist das?«, fragte sie mich leise und ängstlich. Für eine Antwort blieb keine Zeit, weil das fahrbare Gestell, auf dem sie lag, in den Untersuchungsraum geschoben wurde.

Sie hatte mich etwas gefragt. War also bei Bewusstsein. Konnte sprechen. War das ein Hoffnungsschimmer? Ihre rechte Hand, die ich ergriffen hatte, lag kraftlos und schlaff, als ob sie ihr nicht gehört hätte, in der meinen. Eine Ärztin stellte sich vor, fragte Lilo nach ihrem Namen, dem Geburtsdatum, der Adresse. Lilo versuchte verzweifelt zu antworten. Es gelang ihr nicht. Sie schien alle Fragen zu verstehen. Unverständliche Laute brachte sie heraus. Zunge und Lippen gehorchten ihr zusehends nicht mehr, und ihre Augen blieben angstvoll und Hilfe suchend an mein Gesicht geheftet. Was konnte ich tun? Ich beugte mich zu ihr hinunter, nahm ihr Gesicht in meine Hände. »Hab keine Angst. Ich bleibe bei dir. Ich lasse dich nicht alleine.« Die Ärztin schob mich etwas zur Seite, um einige neurologische Untersuchungen machen zu können. Eine forschende Anspannung war ihr anzusehen, auch eine gewisse Routine.

Während sie die Ergebnisse ihrer Untersuchungen aufschrieb, hatte ich mich wieder zu Lilo gebeugt um ihr Mut zu machen. Das geht bestimmt bald vorbei, wollte ich ihr sagen., doch die Ärztin ließ es nicht dazu kommen. Sie zog mich fort. Ihr Gesicht war ernst. »Es ist dringend erforderlich, ihre Frau sofort in das Klinikum nach Aachen zu verlegen. Nur dort kann sie übers Wochenende optimal versorgt werden.« Sie organisierte den Transport. Telefonisch informierte ich Lilos Schwester und fuhr dem Krankenwagen hinterher.

Auch in der Notaufnahme des Klinikums hatte der untersuchende Arzt keine Einwände gegen meine Anwesenheit. Ich half, wo ich mich nützlich machen konnte. Lilos Zustand hatte sich während der Fahrt wesentlich verschlechtert. Sie war kaum noch ansprechbar. Nachdem ich alle Fragen des Arztes gewissenhaft beantwortet hatte, wurden wir auf die neurologische Station gebracht, wo das Pflegepersonal sich um Lilo kümmerte und sie zu Bett brachte. Diese Zeitspanne nutzte ich und rief unsere Tochter an, die wenig später mit ihrem Freund eintraf. Judith war fassungslos. Sie stellte Fragen, die ich ihr nicht beantworten konnte. Woher sollte ich wissen, was den Gehirnschlag ausgelöst hatte? Es hatte keine Anzeichen irgendwelcher Art gegeben. Wir hatten jedenfalls nichts bemerkt.

Als wir das Krankenzimmer endlich betreten durften, war Lilo nicht mehr ansprechbar. Erst jetzt, wo ich mir sicher sein konnte, dass sie nichts mehr wahrnahm und ich zurzeit nichts für sie tun konnte, löste sich die innere Anspannung. Angst um sie gewann die Oberhand. Das Pflegepersonal war uns keine Hilfe. Bedauerndes Schulterzucken. »Es wird alles Notwendige getan werden. Sie müssen abwarten.« Das war alles, was uns gesagt wurde, war zurzeit wohl auch das Äußerste, was uns gesagt werden konnte. Wir versuchten, uns Mut zu machen, uns gegenseitig zu trösten. Wir nahmen uns vor, Lilo keine Minute alleine zu lassen, solange es uns gestattet sein würde. Wir wollte ihr in jeder Art und Weise helfen, die uns möglich sein würde. Sie lag ruhig da und schlief.

Mittlerweile war es 22 Uhr geworden. Um die junge Frau, die mit Lilo im gleichen Zimmer lag, zur Ruhe kommen zu lassen, gingen wir nach Hause.

Unser Vermieter hatte mich schon erwartet. Notarzt und Krankenwageneinsatz hatten sich in der kurzen Straße herumgesprochen. Ich berichtete, was es zu berichten gab, und verzog mich in unsere Wohnung. Ich wollte nicht unhöflich sein. Wir hatten ein gutes Verhältnis zueinander, aber mir war an diesem Tag nicht nach Reden und auch nicht nach anderen Menschen zumute. An Schlaf war in dieser Nacht ohnehin nicht zu denken. Meine Gedanken waren bei Lilo. Wird sie durchkommen? Wie? Gelähmt, stumm, wie einige Menschen, die wir vom Sehen her kannten? Wird sie uns erkennen? Ihre Umwelt wahrnehmen, so wie sie ist? Wird sie wieder ganz gesund werden? Wie wird sie diesen Schicksalsschlag verkraften, wenn er nicht gut ausgehen wird? Ich war mir bewusst, kein Arzt der Welt hätte mir zu diesem Zeitpunkt eine halbwegs zuverlässige Prognose für Lilos Zukunft geben können. Das Schlimmste anzunehmen weigerte ich mich. Wir hatten gemeinsam Lilos Vater nach dessen Gehirnschlag bis zu seinem Tod begleitet. Sind tagelang nicht von seinem Bett im Krankenhaus gewichen. Er hatte das Bewusstsein nicht wiedererlangt. Nun war unser Leben an diesem dritten August von einer Sekunde zur anderen aus den Fugen geraten.

Es war unfassbar für mich.

Bevor ich weiter berichte, will ich uns als Familie vorstellen. Wir sind zu dritt. Meine Frau Lilo, 48 Jahre, war bis zum dritten August voll berufstätig. Unsere Tochter Judith, 25 Jahre alt, ist Arzthelferin in einer neurologischen Arztpraxis. Sie wollte Tierärztin werden und wartete auf einen Studienplatz. Ich bin 60 Jahre alt und Frührentner durch einen schweren Herzinfarkt.

Der nächste Morgen

Die Nacht war vorüber. Judith, ihr Freund Jürgen und ich trafen uns wie verabredet um acht Uhr in der Krankenstation. Kaum dass wir die Station betreten hatten, sprach mich ein Krankenpfleger an, ohne mich anzusehen und ohne seine Tätigkeit zu unterbrechen. »Ihre Frau hatte in der Nacht einen Unfall. Erschrecken Sie nicht. Sie hat einen Verband um den Kopf. Ist aber nichts Gefährliches.« Woher wusste der Pfleger, wer wir waren? Ich sah ihn jedenfalls zum ersten Mal.

»Was ist passiert?«, wollte ich wissen.

»Fragen Sie den Arzt«, sagte er. Ohne sich weiter um uns zu kümmern, schob er den Medikamentenwagen ins nächste Krankenzimmer und schloss hinter sich die Türe. Wir eilten aufgeregt in Lilos Zimmer. Zunächst sahen wir nur die Seitengitter, die an ihrem Bett angebracht worden waren. Als wir näher herankamen, sahen wir, dass sie mit beiden Armen an dem Gitter angebunden war. Ihr rechtes Auge bedeckte ein dicker, um den Kopf gewickelter Verband. Nach »Es ist nichts Gefährliches« sah das nicht aus. Als ich mich über Lilo beugte, sie vorsichtig in die Arme nahm und leise ansprach, weinte sie laut. Hatte sie mich erkannt? Was war mit ihrem Kopf und dem rechten Auge geschehen? Ihr rechtes Auge hatte als einziges noch die volle Sehkraft. Die des linken Auges war durch eine frühere Erkrankung sehr stark eingeschränkt. Wir wollten jetzt endlich Klarheit. Deshalb fragte ich das Pflegepersonal nach dem Geschehen der letzten Nacht. Nichts. Mit einer Oberflächlichkeit, die schon beleidigend war, wurden wir abgefertigt. »Alles in Ordnung«, sagte uns eine junge Krankenschwester. »Es ist alles getan worden, was nötig gewesen ist.« Ein Arzt, der meine Fragen hätte beantworten können, war nicht verfügbar. Ich hatte den Eindruck, dass hier etwas vertuscht werden sollte. Das wollte ich nicht hinnehmen.

Es musste ein Krankenbericht vorhanden sein, der Auskunft über den Vorfall gab. Ich hatte selber oft genug in einem Krankenhaus gelegen, um über die notwendigen Gepflogenheiten informiert zu sein. Ich wollte mich in keinem Fall für dumm verkaufen lassen und beschloss, eine Anzeige bei der Krankenkasse zu erstatten und so Licht in die Angelegenheit zu bringen. Die junge Frau, die im selben Zimmer lag, hatte angeblich nichts bemerkt. Wir fühlten, dass sie log, und das machte uns noch misstrauischer. Der Vorfall konnte gar nicht unbemerkt geblieben sein bei so viel Aufwand. Wer hatte das Pflegepersonal gerufen? Um Lilo so zu verbinden, war mit Sicherheit die große Beleuchtung eingeschaltet worden. Ein Arzt musste dabei gewesen sein. Die Seitengitter waren geholt und angebracht und Lilo daran angebunden worden. All das konnte nicht für die andere Patientin unbemerkt gemacht worden sein.

Während wir uns noch ärgerten, ängstigten und berieten, wie wir an wahrheitsgetreue Informationen kommen konnten, wurde das Frühstück hereingebracht und auf dem Nachttisch neben Lilos Bett abgestellt. Ich rief die Krankenschwester zurück, weil ich an einen Irrtum glaubte. Schnippisch belehrte sie mich. »Das hat alles seine Richtigkeit. Wenn Sie lesen können ... Es steht alles auf dem Begleitzettel. Vor Montag kann hier nichts geändert werden, weil kein Arzt da ist, der etwas ändern könnte.« Allmählich erreichten unsere Gemüter den Eskalationspunkt. Wir wollten nicht glauben, was wir hier sahen und an Unfreundlichkeiten, Arroganz und Ignoranz erleben mussten. Da lag ein Mensch im Krankenbett, unfähig sich zu bewegen und zu artikulieren, und was wurde zum Frühstück gebracht? Ein hart gekochtes Ei, einige Scheiben Brot, Aufschnitt, Marmelade, Kaffee nebst ganz normalem Geschirr und Besteck. Fürwahr ein gutes Frühstück. Aber doch nicht für eine Gehirnschlag-Patientin in diesem Zustand. »Weil sie nur dort am Wochenende optimal versorgt werden kann«, hatte die Ärztin in Eschweiler zu mir gesagt.

Was ich dem Pflegepersonal in den nächsten Minuten sagte, zeichnete sich nicht durch Freundlichkeit und Höflichkeit aus, führte aber dazu, dass ein Arzt auf der Station erschien. Es war Dr. M., der sich am Tag zuvor in der Notaufnahme um uns gekümmert hatte. Von ihm erfuhren wir auch, dass Lilo in der Nacht aus dem unvergitterten Bett gefallen war, sich die Augenbraue an der Kante des Nachttisches verletzt hatte und genäht werden musste.

Auch am Augenlid hatte sie eine leichte Verletzung. Dr. M. sorgte auch für eine Schnabeltasse und Nahrung, die wir Lilo vorsichtig einflößen konnten. Das Stationspersonal wünschte uns auf eine einsame Insel. Die junge Krankenschwester, mit der ich bereits aneinandergeraten war, reagierte nun ausgesprochen frech. Es kam zu einem Wortwechsel, bei dem ich den Herrschaften unmissverständlich klar machte, dass sie tagsüber mit unserer Anwesenheit zu rechnen hätten und wir uns schriftlich bei der Leitung des Klinikums und der Krankenkasse beschweren würden. Danach war mir wohler. – Ich habe mich nirgendwo beschwert, aus Gründen, die dem geneigten Leser sehr bald einleuchten werden.

Tröpfchen für Tröpfchen versuchten wir Lilo die flüssige Nahrung einzuflößen. Eine mühselige Prozedur, der kein großer Erfolg beschieden war. Einmal, weil sie immer wieder dabei einschlief, aber auch, weil sie allem Anschein nach nicht schlucken konnte und der größte Teil – um nicht zu sagen: alles – wieder aus dem Mundwinkel herauslief.

Lilos Bettnachbarin, die unsere Aufregung mitbekommen hatte, schien ihren Sinn für die Wahrheit wiedergewonnen zu haben. »Die Nachtschwester«, so erzählte sie, »war kurz nachdem Sie gegangen sind ins Zimmer gekommen und hatte Ihrer Frau erklärt, wo die Toilette zu finden sei. Irgendwann in der Nacht hatte Ihre Frau versucht, dorthin zu kommen, und war aus dem Bett gefallen. Dabei hatte sie sich die Verletzungen zugezogen. Erst danach sind die Gitter angebracht worden.«

Es blieb ein Rätsel, wie das hatte geschehen können. War Lilo bei Bewusstsein gewesen? Hatte die Nachtschwester nichts von der Lähmung gewusst? Wenn ja, wie war das möglich? Hätten die Seitengitter nicht sofort bei der Einlieferung angebracht werden müssen? Was die optimale Versorgung anging, waren wir sehr verunsichert. Dr. M. hatte uns auch nicht die ganze Wahrheit gesagt. Kannte er sie nicht?

Lilo schlief die meiste Zeit, was wohl für sie das Beste war. Wir waren uns nicht sicher, ob sie bei Bewusstsein war, wenn sie ab und zu aufwachte, leise wimmerte, manchmal laut weinte. Wir redeten jedesmal beruhigend auf sie ein, bis sie wieder eingeschlafen war. Nach dem Mittagessen gingen Judith und Jürgen nach Hause und ich blieb alleine bis 23 Uhr bei Lilo.

Der Genesungsweg

Zu Hause angekommen fühlte ich, wie erschöpft ich war. Trotzdem schlief ich unruhig, wachte immer wieder auf. Um fünf Uhr in der Frühe machte ich der Qual ein Ende und stand auf. Der beginnende Morgen versprach einen sonnigen Tag. Ins Krankenhaus konnte ich um diese Zeit natürlich nicht. Alles Grübeln half nicht weiter – ich machte mir Frühstück und plante, wie ich die Hausarbeiten in der Zeit erledigen konnte, wo Judith mich im Krankenhaus ablösen würde. Zum Glück gibt es im Haushalt nichts, was ich nicht erledigen kann. Ich machte mich rechtzeitig auf den Weg, weil ich Lilo um acht Uhr füttern wollte.

Sie war schon gewaschen, als ich ins Zimmer kam. Angebunden war sie nicht, aber die Seitengitter waren noch an ihrem Bett. Bei der Begrüßung weinte sie herzzerreißend. Ihr Gesicht um das rechte Auge herum war stark angeschwollen und verfärbte sich allmählich. Ich konnte immer noch nicht herausfinden, ob sie mich verstand, wenn ich sie zu trösten versuchte oder mit ihr redete. Behutsam flößte ich ihr den Inhalt der Schnabeltasse tröpfchenweise ein, und wieder lief das meiste aus ihrem Mundwinkel heraus. Ein Pfleger kam ins Zimmer und machte meinen Bemühungen ein Ende. Recht forsch, aber freundlich sagte er zu mir:

»Das können Sie sich sparen. Alles was Ihre Frau braucht, erhält sie über den Tropf.« Er stand jetzt neben mir, reichte mir die Hand und stellte sich vor. »Auf gute Zusammenarbeit. Wie ich gehört habe, wollen Sie uns allerhand Arbeit abnehmen.« Er lachte freundlich, fuhr aber dann belehrend fort: »Den Aufstand gestern, gegen meine Kollegen, den hätten Sie sich allerdings sparen können. Wir lassen hier wirklich niemanden verhungern. Der Arzt hätte Sie auch besser aufklären sollen. Reden Sie ganz ruhig mit ihrer Frau. Es ist nicht wichtig, ob sie etwas versteht. Wichtig ist, dass sie fühlt, dass Sie bei ihr sind. Mehr können Sie zurzeit nicht für sie tun.« Er überprüfte die Geräte, an die Lilo angeschlossen war, sah nach der Nachbarin, grüßte und ging. Seine Offenheit hatte mir gefallen. Zum Teil gab ich ihm recht. Anderseits konnte er sich aussuchen, wie wir miteinander umgehen wollten. Hätten seine Arbeitskolleginnen und Kollegen mich aufgeklärt und mir die Wahrheit gesagt ... Hätten, hätten, hätten.

Wenig später stellte sich eine Ärztin vor. Frau Dr. L. wollte Lilo auf ihrem Genesungsweg begleiten.

Genesungsweg! Hatte sie wirklich Genesungsweg gesagt? Das gab Hoffnung. Sie sprach zu Lilo und zu mir, als ob sie davon ausgehen würde, dass ihre Patientin jedes Wort begreifen und verstehen könnte. Sie sprach einfühlsam und sachlich. Was sie sagte, hörte sich ehrlich an. Sie gab sachliche Erklärungen für die anstehenden Untersuchungen, ohne in Fachchinesisch zu verfallen. Noch einmal bestärkte sie die Hoffnung, als sie davon sprach, dass Lilo durchaus Chancen habe, aber sehr stark mitarbeiten müsse. Alle an ihrer Genesung Mitarbeitenden müssten sehr viel Geduld aufbringen.

Später am selben Tag hatte ich noch ein Gespräch unter vier Augen mit ihr. Einen Zeitpunkt für die Genesung konnte sie nicht nennen. Auch nicht, mit welchem Gesundheitsgrad wir rechnen konnten. Durch die bevorstehenden Untersuchungen musste erst einmal festgestellt werden, welche Schäden der Gehirnschlag angerichtet hatte. Es konnte durchaus ein langwieriger Prozess werden. Das Gespräch gab Hoffnung. Mehr nicht. Das war hart, aber ehrlich.

Auf dem Stationsflur und in den Zimmern der neurologischen Abteilung lagen, saßen, rollten, humpelten und lallten ›Hoffnungen‹. Andere Hoffnungen lagen in ihren Betten, starrten Zimmerdecken an, unfähig, ein Glied ihres Körpers selbstständig zu bewegen, angewiesen auf die Pflege und Barmherzigkeit anderer Menschen. Manche dieser Hoffnungen erhielten ganz selten oder gar keinen Besuch. Ein furchtbares Schicksal, nur auf die Hilfe und einige freundliche Worte des Pflegepersonals angewiesen zu sein, das ohnehin durch die Arbeitsmenge völlig überlastet war. »Sie dürfen niemals aufgeben«, hatte Frau Dr. L. gesagt. Ich erhielt auch die ausdrückliche Erlaubnis von ihr, zu kommen, wann immer ich wollte, und zu bleiben, so lange es mir möglich sein würde. Als ich den ›Frühstücksaufstand‹ ansprach, lächelte sie und zuckte mit den Schultern. »Das war nicht Ihre Schuld«, meinte sie. »Das Personal hätte Sie aufklären sollen.«

Lilo schlief überwiegend. Ab und zu machte sie das eine Auge auf, und wenn ich mich bemerkbar machte, schlief sie wieder ein.

Am Nachmittag besuchte uns Lilos Schwester mit ihrem Mann. Beide, Karin und auch Karl, wollten nicht glauben, was sie sahen. Durch ihre Arbeit am St. Antonius-Krankenhaus in Eschweiler war Karin einiges gewohnt. Aber wenn plötzlich die eigene Schwester betroffen ist, kommen Gefühle auf, die sich im Arbeitsalltag nicht bemerkbar machen.

Lilo hatte den Besuch kaum wahrgenommen. Wenn sie aufwachte, weinte sie oft. ›Unsere Ärztin‹ wertete das als gutes Zeichen und wichtig, weil es der Psyche Erleichterung bringe.

Um das Pflegepersonal zu entlasten, fuhr ich Lilo mitsamt dem Bett zu den einzelnen Untersuchungen im Haus und brachte sie anschließend wieder zurück. Judith kam meistens am späten Nachmittag und löste mich für einige Stunden ab. In dieser Zeit erledigte ich die Hausarbeit und die Einkäufe. Den Abend verbrachte ich wieder bei Lilo, bis es Zeit war zu gehen.

Wieder alleine zu Hause. Fast Mitternacht. Ich hatte den heutigen Tag noch aufzuarbeiten. Nur noch positiv zu denken hatte ich mir vorgenommen. Aber hier in der Einsamkeit fielen die ›Wenns‹ und ›Abers‹ über mich her und ließen mich keine Ruhe finden. Die paar Stunden Nachtruhe waren aber wichtig für mich. Unausgeschlafen war ich niemandem eine Hilfe. Meiner angeschlagenen Gesundheit würde die Ruhelosigkeit auf Dauer auch nicht bekommen.

Aus einem spontanen Gedanken wurde ein Entschluss. Ab sofort verarbeitete ich meine Ängste, den Kummer und die Sorgen, indem ich sie aufschrieb. Das hatte zwei Vorteile. Zum einen jagten die Gedanken nicht mehr wild durcheinander, weil ich sie, um sie niederschreiben zu können, erst ordnen musste. Zum anderen machte mich das Schreiben ruhiger und schlafbereiter.

Bälle und andere Hilfen

Das heraufdämmernde Tageslicht weckte mich. Ich erledigte einige Hausarbeiten, frühstückte und machte mich auf den Weg ins Krankenhaus. Lilo war wach, mit beiden Händen am Seitengitter angebunden und weinte bitterlich. Kurz entschlossen, ohne um Erlaubnis zu fragen, befreite ich ihre Hände und versuchte sie zu trösten.

Frau Dr. L. kündigte eine Krankengymnastin an und sprach intensiv mit Lilo, bevor sie uns wieder verließ. Das andere Bett im Zimmer war frei; die junge Frau war verlegt worden. Von Gero, dem freundlichen Pfleger, der mich aufgeklärt hatte, erfuhr ich, dass die junge Frau zu sehr unter Lilos Zustand gelitten hatte. Einige Wochen zuvor hatte sie genau so dagelegen wie Lilo heute. Sie konnte das nicht länger verkraften. Meine Hoffnung für Lilo wurde größer. Niemals wäre ich auf den Gedanken gekommen, die Krankheit dieser Frau mit der von Lilo in Verbindung zu bringen. Sie sprach langsam, ging langsam und alle ihre Bewegungen waren langsam. Mit uns hatte sie nicht über ihre Krankheit gesprochen.

Die Krankengymnastin war eine recht fröhlich wirkende Person. Genau wie unsere Ärztin sprach auch sie mit Lilo, als ob sie davon ausgehen würde, verstanden zu werden. Sie drückte ihr einen ganz weichen, leichten Ball in die gelähmte Hand, den sie festhalten sollte. Wir sollten darauf achten, dass Lilo sich immer mit dem Ball beschäftigte. Sie sollte versuchen, ihn zu greifen und zusammenzudrücken. Das kleine runde Schaumstoffding schien jedoch keine Lust zu haben, sich drücken zu lassen. Es machte sich immer wieder selbstständig. Weil ich nicht davon überzeugt war, dass Lilo das kleine, weiche Ding überhaupt wahrnahm, führte ich die Bewegungen aus, die sie nicht machen konnte. Sanft drückte ich ihre Finger um den Ball zusammen. Wenn ich sie losließ, öffneten sie sich von alleine. Ich tat es, weil ich daran glauben wollte, dass das, was ich tat, nützlich und gut für Lilo sein würde. Als Judith mich am Nachmittag ablöste, setzte sie das Spiel mit dem Ball fort. Sie war auf Grund ihrer beruflichen Tätigkeit wissender und überzeugter als ich.

Als ich zu Hause aus dem Auto stieg, wurde ich von den Nachbarn angesprochen. Mit großem Interesse erkundigten sie sich nach Lilo. In unserer Straße wohnten ohne Ausnahme ›Guten-Tag-Nachbarn‹, wie ich sie nannte. Viel mehr als den Tagesgruß oder ein paar freundliche Worte hier und da gab es nicht an Umgang miteinander. Von der Hilfsbereitschaft, die mir nun angetragen wurde, war ich völlig überrascht. Alle wollten in irgend einer

Weise helfen. Sie wollten mir die Hausarbeit abnehmen. Für mich einkaufen. Sogar beköstigen wollten mich einige für die Zeit, in der Lilo im Krankenhaus sein würde.

Das war eine überaus wohltuende Erfahrung. Für die angebotene Hilfe, die ich nicht in Anspruch nahm, revanchierte ich mich durch ständige, umfassende Berichterstattung. Es war kein Stolz, dass ich die Hilfen nicht annahm. Ich wollte mich organisieren. Wollte meine Gedanken durch die haushaltlichen Notwendigkeiten ablenken.

Als ich Judith ablöste, erfuhr ich, dass sie ein Gespräch mit Frau Dr. L. gehabt hatte. Fachlich konnten die beiden sich erheblich besser verständigen, als ich es je gekonnt hätte. Fazit: Es war noch zu früh für irgend eine Voraussage.

Am siebten August kam eine Logopädin und besprach in groben Zügen, was sie in der nächsten Woche mit Lilo machen wollte und wie wir uns nützlich machen konnten. Sie gab uns zwei Übungsblätter, auf denen das Training der Gesichtsmuskulatur genau beschrieben war. »Je früher wir beginnen, umso eher haben wir Erfolg«, schärfte sie uns ein. Sie gab uns einen Handspiegel, mit dem Lilo ihre Übungen selbst kontrollieren sollte. Als die Logopädin mich alleine ließ, fühlte ich mich genau so. Lilo hatte von alledem nichts bemerkt. Sie hatte geschlafen.

Kurz danach kam Judith. Mit ihr besprach ich die nächsten Schritte für Lilo. Wir entschlossen uns, den Spiegel vorerst beiseite zu legen. Ihr sehendes Auge war ohnehin noch unter dem Verband verborgen. Darüber hinaus waren wir der Meinung, Lilo würde zu sehr erschrecken, wenn sie sich in diesem Zustand sehen würde; das wollten wir ihr vorerst ersparen.

Die Übungen waren sehr anstrengend für Lilo. Sie schlief uns immer wieder dabei ein. Geduldig warteten wir, bis sie wieder aufwachte, und begannen aufs Neue. Dass sie überhaupt mitmachte, zeigte uns, dass sie zumindest verstand, was wir von ihr wollten.

Dieser kleine Hoffnungsschimmer machte uns glücklich und steigerte den Willen, weiterzumachen.

Am nächsten Tag fuhr ich sie zur Doppler-Sonografie. Weil sie sehr unruhig war und sich anscheinend fürchtete, blieb ich während der Untersuchung bei ihr. Ein Verschluss der linken Halsschlagader wurde festgestellt. Aus der Verschlussmasse hatte sich ein Teilchen abgesetzt, war ins Gehirn gelangt und hatte dort den Gehirnschlag ausgelöst. Eine Aufklärung über eventuell bleibende Schäden brachte diese Untersuchung nicht.

Frau Dr. L. kam mehrmals täglich, sprach zu Lilo, machte ihr Mut und ließ sich die winzigen Fortschritte mit dem Ball zeigen – der mittlerweile schön brav an dem Platz blieb, den wir ihm zuwiesen. Sie ließ sich auch die Facialisübungen vorführen.

Ehrlich gesagt: Die Bemühungen der Gesichtsmuskel-Übungen ließen noch keinerlei Erfolg versprechende Veränderungen erkennen, aber, wir wollten an einen Neuanfang glauben. Auch Lilo wollte. Das war entscheidend. Sie wollte es uns durch ihre Bemühungen und Anstrengungen beweisen.

Auf der neurologischen Abteilung hatten sich Ärzte, Pflegerinnen und Pfleger daran gewöhnt, dass Lilo nur nachts alleine war. Sie hatten aber auch bemerkt, dass wir dem Krankenhausbetrieb nicht zur Last geworden waren. In Lilos Pflege wurden wir so weit einbezogen, wie das zu verantworten war. Das Bett neben Lilo war noch immer leer, was uns sehr zugute kam. Wir konnten, ohne eine andere Patientin zu stören, so lange bleiben, wie es uns gut dünkte.

Der erste Schock war überwunden, und ich wurde allmählich etwas ruhiger. Die Luft im Klinikum machte mir sehr zu schaffen. Frische Luft und Bewegung fehlten mir. Draußen war das herrlichste Wetter. Lilo schlief. Ich machte einen Spaziergang durch die Parkanlage rund um das Klinikum. Lilo schlief noch, als ich zurückkam.

Ein erschreckendes Spiegelbild

Es war der 9. August. Lilo war wieder so weit bei Verstand, dass ihr Frau Dr. L. feste Nahrung zumuten konnte. Die Fütterungen waren besonders in den ersten Tagen für alle Beteiligten eine Qual.

Lilo hatte noch keine Kontrolle über die Muskulatur, die sie zum Kauen brauchte, und so lief ihr ein Teil der Nahrung aus dem rechten Mundwinkel wieder heraus. Sie weinte über ihre Hilflosigkeit und schlief vor Erschöpfung mit Nahrung im Mund ein. Wir mussten sie dann wecken, weil das sehr gefährlich war. Sie hätte sich verschlucken und daran ersticken können.

Nach dem Frühstück machte uns Frau Dr. L. eine riesengroße Freude: Sie nahm Lilo den Verband vom Auge. Es war ihr anzusehen, wie glücklich sie war, endlich wieder sehen zu können. Ihr Auge strahlte uns aus der noch etwas geschwollenen, bunten Gesichtshälfte heraus an. Auf ihrem Augenlid war noch eine kleine Narbe, und auf die Augenbraue musste ein kleines Pflaster geklebt werden, um die Naht der Platzwunde zu schützen. Aber unsere Ärztin hatte noch eine Überraschung parat. Gemeinsam mit einer Schwester Inge setzte sie Lilo ganz langsam und vorsichtig auf die Bettkante.

Mit herunter hängenden Beinen saß sie da, gestützt von den beiden, und versuchte ein Lächeln. Sie war wackelig wie ein Kleinkind, aber ihr Gesicht strahlte trotz der Lähmung vor Glück. Nur eine ganz kurze Zeit durfte sie so verweilen, dann wurde sie wieder hingelegt und war so erschöpft, dass sie augenblicklich einschlief.

Lilo hatte gerade ihr Mittagsschläfchen beendet, als die Logopädin uns besuchte, um mit ihr zu üben. Sie bestand gegen meine Einwände darauf, dass Lilo den Spiegel in die Hand nahm, um die Gesichtsmuskel-Übungen selber zu kontrollieren. Die Logopädin kehrte die Fachfrau heraus, und ich gab widerstrebend nach. Lilo sah ihr von dem Schlaganfall entstelltes Gesicht. Aufs tiefste erschrocken sah sie mich an, schrie auf, schleuderte den Spiegel mit solcher Wucht von sich, dass er beim Aufprall in kleine Stücke zerbrach. Laute rangen sich aus ihrem Mund, schreckliche Bemühungen, sich zu artikulieren, lautes, entsetzliches Weinen. Ihr Gesicht, eben noch blass, lief hochrot an. Aus Angst, sie könnte einen neuen Schlag bekommen, rief ich nach der Ärztin. Bis die kam, nahm ich Lilo in meine Arme und versprach ihr aus Angst, was kein irdisches Wesen garantieren konnte. Tief in mir bat ich Gott, es wahr werden zu lassen, wohl wissend, dass uns Menschen bekannt waren, deren Gesichtszüge sich nicht mehr zurückgebildet hatten.

Noch bevor unsere Ärztin kam und sich liebevoll um Lilo bemühte, hatte die Logopädin sich still verdrückt. Für den Rest des Tages war Lilo zu nichts mehr zu bewegen. Sie bekam ein Beruhigungsmittel, weinte sich in Schlaf und schluchzte selbst dann noch.

Als Judith mich später ablöste, suchte ich ein Gespräch mit Frau Dr. L. Sie nahm die Logopädin in Schutz und billigte zum Teil deren Verhalten, was ich gegen Ende unseres Gespräches auch einsah. Trotzdem, mir war die Art dieser Fachfrau zu brutal. Hätte sie mit dem Spiegel nicht noch ein paar Tage warten können? So lange wenigstens, bis Lilo mehr Bewusstsein gehabt hätte, um zu begreifen, dass sie nicht mehr so aussah wie früher?

»Manchmal kommt es zu solchen Reaktionen«, sagte Frau Dr. L. »Übrigens auch bei Männern. Ihre Frau muss wieder anfangen zu üben. Helfen Sie ihr. Setzen Sie sich an die behinderte Seite und sprechen Sie sie nur von dieser Seite aus an. Dadurch zwingen Sie ihre Frau, die Behinderung anzunehmen und zu akzeptieren.« Zum Schluss versprach sie mir: »Es wird eine andere Logopädin kommen. Sprechen Sie mit der und üben Sie mit ihrer Frau.«

Auf dem Stationsflur nahm ich mir Zeit, das Gespräch zu verarbeiten. Wo ich auch hinsah, sah ich Menschen, halbseitig gelähmt, in Rollstühlen; Menschen an vierbeinigen Gestellen, die Gehversuche machten, rechts und links gestützt von Krankengymnasten. Es würde ein langer Weg werden. Ich kam an dem Krankenzimmer vorbei, in dem eine Frau seit sieben Wochen lag, wortlos, bewegungsunfähig an die Zimmerdecke starrte. Mir fielen die Menschen ein, die unverständlich lallend, in einem Rollstuhl sitzend, weil sie nicht mehr gehen konnten, aus dem Krankenhaus entlassen worden waren. Mir fiel die Bettnachbarin von Lilo ein. Ich ging zurück, klopfte an der Türe ihres Krankenzimmers und ging hinein. Sie saß an dem Tisch vor dem Fenster und schrieb. Es ging ihr prima, sagte sie mir. Sie sprach flüssiger als vor ein paar Tagen. Ihre Bewegungen waren nicht mehr so betont langsam. »Montag oder Dienstag soll ich entlassen werden«, sagte sie strahlend vor Freude.

»Wie lange waren Sie hier?«, fragte ich sie und bemühte mich dabei zu lächeln. »Sechs Wochen«, sagte sie nachdenklich. »Eine lange, schlimme Zeit. Ich war genau so schlimm dran wie Ihre Frau.«

Sie war eine schöne junge Frau, schätzungsweise Mitte zwanzig. Sie hatte das Unheil gut überstanden, soweit ich das beurteilen konnte. Ich wusste, sie war nicht die einzige junge Person auf dieser Station, die einen Gehirnschlag erlitten hatte.

»Wie geht es Ihrer Frau? Macht sie Fortschritte?«

»Es geht ihr etwas besser. Sie übt unentwegt«, sagte ich, »aber es wird noch eine ganze Weile dauern.«

»Das war am Anfang bei mir auch so.« Nach einer kleinen Pause fragte sie: »Kann ich sie mal besuchen?«

»Aber ja. Kommen Sie, wann immer Sie wollen«, lud ich sie ein und verabschiedete mich. Das war es, was ich gebraucht hatte. Einen Menschen sehen, der diese Krankheit überstanden hatte. Der

Facialisübungen

Mund:

1. Mund spitzen mit geschlossenen Lippen
2. Mund spitzen mit geöffneten Lippen
3. Backen ansaugen (Hasenmäulchen), wenn möglich Ober- und Unterlippe bewegen
4. Mund breit ziehen (in die Mundwinkel ziehen)
5. Zähne zeigen
6. Oberlippe über die Unterlippe ziehen
7. Unterlippe über die Oberlippe ziehen
8. Kinn hochziehen, Oberlippe herunterziehen (Mund etwas offen lassen)
9. Backen aufblasen, Luft hin und her schieben
10. Pfeifen. Wenn nötig Finger auf einer oder beiden Seiten zu Hilfe nehmen
11. Ein großes O formen. Darauf achten, daß der Mund weit offen ist, dann Lippen zusammenziehen zum kleinen o

Nase:

12. Nase hochziehen (kraus ziehen)
13. Nase hochziehen, dabei Augen schließen
14. Nase schnell rauf und runter ziehen
15. Nasenlöcher größer machen, Nasenflügel bewegen

Augen:

16. Augen schließen und öffnen
17. Augen schließen, krankes Auge ev. mit dem Finger zustreichen, nur einen kleinen Spalt öffnen und wieder schließen
18. Mit den Augenwimpern klimpern (blinzeln)
19. Abwechselnd gesundes und erkranktes Auge schließen

Stirn:

20. Stirn hochziehen
21. Stirn drehen oder schnell rauf und runter und zur Mitte bewegen
22. Wenn möglich, mit den Ohren wackeln, dabei das ganze Gesicht bewegen

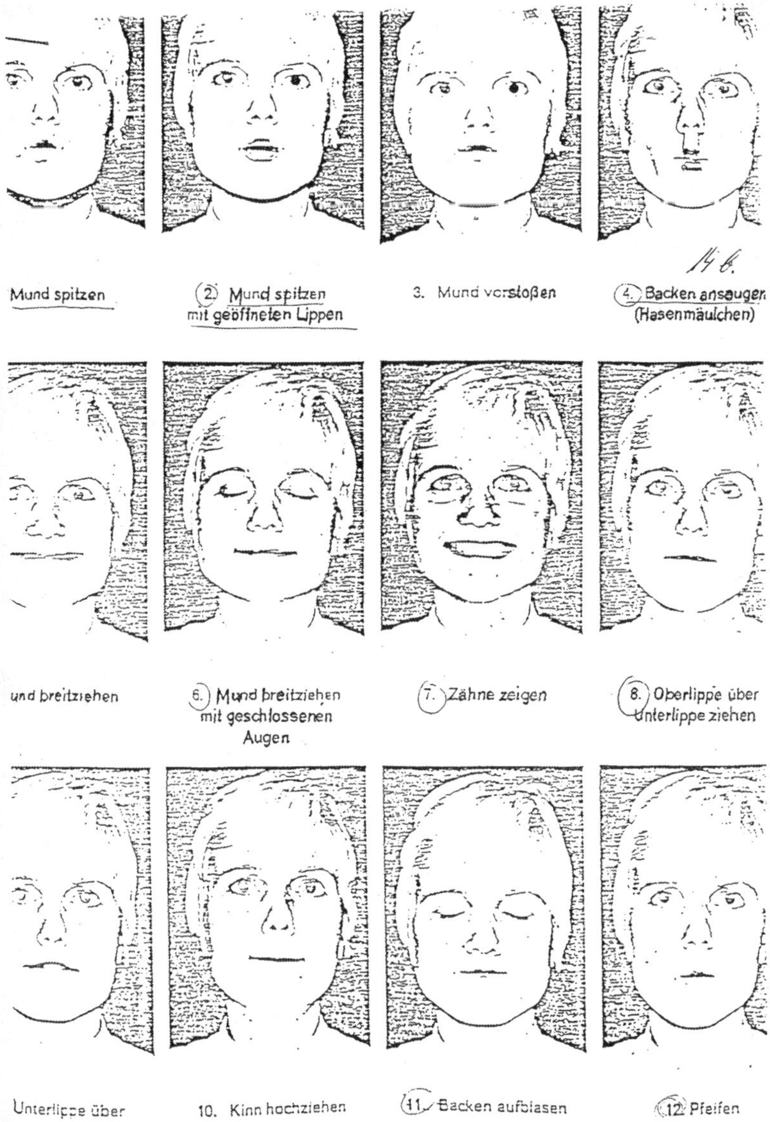
Mund spitzen
2. Mund spitzen mit geöffneten Lippen
3. Mund vorstoßen
4. Backen ansaugen (Hasenmäulchen)
und breitziehen
6. Mund breitziehen mit geschlossenen Augen
7. Zähne zeigen
8. Oberlippe über Unterlippe ziehen
Unterlippe über
10. Kinn hochziehen
11. Backen aufblasen
12. Pfeifen

sich fast wieder normal bewegen und sprechen konnte. Dem auf den ersten Blick keine Spur dieser Krankheit mehr anzusehen war.

Lilo schlief, als ich zurückkam. Judith konnte nicht so lange bleiben. Ich machte einen kleinen Spaziergang, löste sie danach wieder ab und blieb bis nach Mitternacht. Die wenigen Stunden bis zum Morgen schlief ich tief und traumlos.

❧

Kurz nachdem ich Lilo am nächsten Tag begrüßt hatte, kam der Pfleger Gero ins Zimmer. Von der Tür aus rief er aufmunternd: »Wollen wir heute einen kleinen Ausflug machen, Frau Clahsen?« Lilo versuchte zu lächeln und bewegte den Kopf zu einem Ja. Er setzte sie vorsichtig auf die Bettkante und hielt sie eine kleine Weile fest, bis ihr Kreislauf sich stabilisiert hatte. Langsam stellte er sie auf die Beine, und in winzigen, schlurfenden Schrittchen bewegten beide sich auf den Stuhl zu, der maximal fünfzig Zentimeter entfernt am Tisch vor dem Fenster stand. Der Pfleger Gero hielt sie dabei an der gelähmten Seite fest um den Körper gefasst, und ich folgte mit dem Galgen, an dem die Infusionen hingen, an denen Lilo angeschlossen war.

Gero setzte sie in den Stuhl und verhinderte mit Kissen, dass sie herausfallen konnte. Während er Lilos Bett richtete, sagte er über die Schulter hinweg zu ihr: »Dann wollen wir doch alle schwer hoffen, dass Sie in drei Wochen alleine sitzen können. Wäre das schön, Frau Clahsen?« Lilos Gesicht strahlte. Die Laute die sie von sich gab, klangen schon verdächtig nach *jaaa*.

Allmählich begann ich ihre Lautsprache zu verstehen. Sie machte sich bemerkbar, wie wir es von kleinen Kindern her kennen. Ihre Laute machten ja und nein deutlich, standen für Freude und Unbehagen. Das war eindeutig ein Fortschritt. Wir stellten unumstritten fest, ob wir verstanden wurden oder nicht.

So begann die Hoffnung in ganz kleinen Schritten. Nur eine ganz kurze Zeit hatte sie in dem Stuhl gesessen, dann begann die gleiche Prozession rückwärts. Wieder im Bett, schlief sie vor Anstrengung und völlig ermattet sofort ein.

Manches hatte ich mir von den Krankenschwestern und Pflegern abgeschaut. Bei Verrichtungen, bei denen meine Kräfte ausreichten, rief ich keine Hilfe hinzu. Füttern war sehr mühselig. Dabei hatte ich ohnehin den Eindruck, dass diese Hilfe weniger der Nahrungsaufnahme als der Betätigung der Gesichtsmuskeln diente und deshalb eher als Therapie anzusehen war. Von dem Wenigen, das sie wirklich durch das Füttern zu sich nahm, konnte sie unmöglich ausreichend ernährt werden. Bei Süßspeisen allerdings war die Mühe, sie zu füttern, nicht so groß. Schwieriger war es, noch eine zusätzliche Portion zu ergattern.

Das Bett neben ihr war immer noch frei, und das Personal – mit dem ich mich inzwischen bestens verstand – drückte beide Augen zu, wenn ich auf diesem Bett ab und zu ein Nickerchen machte. »Wenn es neu belegt wird, müssen wir es ohnehin auswechseln«, sagten sie. Es war immer noch herrliches Sommerwetter. Am Wochenende verbrachte Judith mehr Zeit am Bett ihrer Mutter, und ihr Freund leistete ihr dabei Gesellschaft.

Lilo sah lebhafter aus, und sie übte wieder. Mund spitzen bei geschlossenen Lippen, bei geöffneten Lippen. Zähne zeigen. Backen ansaugen, Backen aufblasen. Die Augen einzeln schließen. Immer und immer wieder dieselben Übungen. Sie weigerte sich konstant, einen Spiegel zur Hand zu nehmen. Auch die gymnastischen Übungen wurden sowohl mit der gelähmten als auch mit der nicht gelähmten Seite absolviert. Sie übte, bis sie vor Erschöpfung einschlief.

Ihre ehemalige Zimmergefährtin hatte Wort gehalten und sie besucht. Als Lilo sah und hörte, wie gut die junge Frau sich von ihrem Gehirnschlag erholt hatte, wies sie mit der gesunden Hand auf sich und sagte mehrmals: »Ich, ich« und nickte mit dem Kopf dazu. Was sie damit sagen wollte, war unschwer zu erraten. Judith und Jürgen übernahmen an diesem Sonntag die Abendstunden bei Lilo.

Übungen und blinde Vampire

In der Woche vom 12. bis 18. August lernte Lilo einige Dinge von Grund auf neu. In den Übungsbereichen Logopädie und Gymnastik zeigten sich erste, für Außenstehende kaum wahrnehmbare Fortschritte. Wir schnitten Grimassen, um die Gesichtsmuskulatur neu zu beleben. Sie versuchte, den Ball zu ergreifen und zu halten sowie die Zehen des gelähmten Fußes zu bewegen. Noch waren diese Bewegungen nicht mehr als ein winziges Zucken. Selbst das war ein Fortschritt, weil ihr Gehirn den Befehl dazu gegeben hatte. Es waren erste Reaktionen, die uns alle an eine mögliche Besserung glauben ließen. Wir übten ständig, so lange Lilo aufnahmebereit war. Andere Patienten mit derselben Krankheit hatten diesen Vorteil nicht. Sie waren auf die wenigen Minuten täglich angewiesen, die ihnen an Übungszeit durch das geschulte Personal des Hauses zuteil wurden.

Täglich wurde Lilo in den mit Armlehnen bewehrten Stuhl gesetzt, durch Kissen gestützt und geschützt. Nur so lange, wie es ihre körperliche Verfassung zuließ. Wir sahen ihr an, dass sie ihre ›Fortschritte‹ wahrnahm und sich darüber freute. Allmählich nahm sie auch bei den Mittagsmahlzeiten mehr zu sich. Sie versuchte, sich mit ihrer nicht behinderten linken Hand selber zu füttern – eine Anstrengung, die oft misslang und bei der die Nahrung häufig anderswo landete, als sie sollte. Die Orientierung stimmte nicht. Ihr Mund befand sich nicht rechts vom linken Ohr oder in der Nähe der Stirn oder unter dem Kinn. Wir wurden an das Bemühen kleiner Kinder erinnert.

Die Zugänge, durch die die Medikamente aus dem Tropf in ihren Körper gelangten, bereiteten Lilo arge Blutergüsse und geschwollene Arme, wenn sie von bestimmten Personen des Pflegepersonals gelegt worden waren. Diese Leute gaben sich schlichtweg keine Mühe. Die Flüssigkeit aus dem Tropf lief dann nicht in die Blutbahn, sondern ins Muskelfleisch. Unzumutbar oft passierte das an dem gelähmten und daher gefühllosen Arm, und wir merkten es erst, wenn der Arm anschwoll oder sich verfärbte. Einem angehenden Arzt, der am frühen Morgen eine Blutentnahme durchführen wollte und vier Mal vergeblich zustach, um die richtige Blutbahn zu finden, nahm ich die Kanüle ab und schickte ihn fort. Ein paar Tage später kam er wieder, um eine Blutentnahme durchzuführen. Ich ließ es nicht zu. Es kam zu einem unschönen Wortwechsel, an dessen Ende er mir mit Hausverbot und ich ihm mit einer Anzeige wegen Körperverletzung drohte. Er sah in mir einen Hypochonder und ich in ihm einen Vampir. Von seinen letzten vergeblichen Versuchen sah Lilos Arm noch schlimm aus. Ich hatte mich erkundigt. In anderen Zimmern, an anderen Patienten gab es genug zerstochene Arme und Hände, verursacht durch den ›blinden Vampir‹. Außerdem hatte ich eine Krankenschwester als Zeugin, die meinem Kontrahenten das Arbeitsgerät fortgenommen hatte, weil sie die sinnlose Stocherei nicht mehr mit ansehen konnte. Ein paar Stunden später, bei der großen Visite, wurden Lilos Arme und Hände sehr eingehend von dem Professor und dem Ärzteteam in Augenschein genommen. Frau Dr. L. zwinkerte mir unterdessen ein paar Mal aufmunternd zu. Nachdem er den fachlichen Teil flüsternd mit seinem Team erörtert hatte, wandte der Professor sich freundlich an mich. Sprach von deutlicher Besserung, lobte unseren persönlichen Einsatz, dann zog die weiße Karawane weiter. Den ›blinden Vampir‹ habe ich an Lilos Bett nicht mehr gesehen.

Mein Herz machte wieder Schwierigkeiten. Die Dosis meiner Medikamente musste ich beträchtlich erhöhen, um durchhalten zu können.

❧

Die Woche vom 19. bis 25. August begann mit einer erfreulichen Neuigkeit. Lilo bemerkte in ihrem gelähmten rechten Arm ein leichtes Prickeln, und das taube Gefühl war weniger geworden. Je mehr Gefühl in den Arm zurückkam, umso besser konnte sie den Arm anheben und den kleinen Ball dabei festhalten. Es waren nur kleine Bewegungen, aber es war ein Neuanfang. Der Fortschritt bei den logopädischen Übungen war noch sehr gering. *Ja*, *nein* und noch ein anderes Wort konnte sie sagen. Sie gebrauchte letzteres völlig überraschend während einer Visite und brachte damit alle Anwesenden zum Lachen. »Wie geht es Ihnen heute, Frau Clahsen?«, fragte der Professor. Ganz spontan, aus tiefstem Herzen antwortete sie mit Ausdrucksstärke: »*Scheiße!*«

Sie vergoss viele Tränen bei ihren täglichen Übungen. Mal aus Frust, mal aus Freude, wenn ihr etwas gelungen war.

Von einem Pfleger und einer Gymnastin gestützt, mühte sie sich ab, die paar Schritte von ihrem Bett hin zur Türe und zurück zu bewältigen, während ich den Infusionsgalgen hinterher schob. Dreimal hintereinander hatte sie es geschafft, dann war sie mit ihrer Kraft am Ende. Nach Absprache mit Frau Dr. L. durften wir nachmittags, wenn Judith kam, noch ein paar Gehübungen machen. Vom Bett zum Tisch am Fenster und zurück. Ein paar Schritte nur, aber es waren Schritte des Fortschrittes, Schritte, die Lilo glücklich machten. Den weiteren Weg, vom Bett zur Tür, wollte sie nur mit dem Pflegepersonal gehen.

Ihre anfängliche Abneigung gegen ihre behinderte Seite war auch nicht mehr so stark vorhanden. Sie war bereit, sie in den erwachenden Lebensrhythmus einzubeziehen. Das Kribbeln in Arm und Hand hatte sich verstärkt und begann irgendwann auch im Fuß. Die Gymnastin hatte uns Übungen beigebracht, die den Arm und das Bein stärken sollten. Allzuviel ist ungesund, sagt ein Sprichwort. Keine Angst. Lilos körperliche Verfassung zeigte uns deutlich, wann es genug war. Sie übte niemals über diese Anzeichen hinaus.

Brotscheiben und Buchstaben

Am Dienstagmorgen hatte Schwester Inge etwas mit Lilo vor.

Sie mochte diese einfühlsame und mit großem persönlichen Einsatz arbeitende Schwester ganz besonders. Schwester Inge half ihr beim Einsatz der nicht mehr ganz gelähmten Hand bei der Körperpflege. Nun war das Frühstück an der Reihe. Wir halfen Lilo in den Stuhl. Zweifelnd sah sie auf die Hilfsmittel, die Schwester Inge ihr zurechtgelegt hatte und die ihr zur Zubereitung des Frühstücks dienlich sein sollten. Vor ihr auf dem Tisch lag ein steinernes Frühstücksbrettchen mit daraus hervorstehenden Stahlstiften. Sie schaute sich das Ding ratlos an. Ich beobachtete Schwester Inge und wartete auf deren Eingreifen. Nichts geschah, bis Lilo schulterzuckend und hungrig schmatzend zu ihr hinsah. Schwester Inge nahm eine Brotscheibe und drückte sie auf die Stahlstifte der kleinen Steinplatte. Dort saß sie fest, zumal die Steinplatte mit Saugringen an die Tischplatte geheftet war. Lilos Aufgabe war, das Brot mit der behinderten Hand mit Butter zu bestreichen und mit Aufschnitt zu belegen. Lilo schien nicht zu begreifen. Hilflos sah sie auf ihr Frühstück. Irgendwann entschloss sie sich, die Brotscheibe aus der Verankerung zu nehmen und hinein zu beißen. Erst da schritt die Schwester ein. Nahm ihr das Brot ab und drückte es wieder in die Stifte der Steinplatte. Danach begann der Kampf mit dem Messer, der Butter, dem Brotbelag, den

Lilo zu bestehen hatte, um zu ihrer Mahlzeit zu kommen. Es dauerte Tage, bis Lilo die Handhabung der Bestecke neu begriffen hatte. Die Kämpfe der Anwendung dauerten noch eine geraume Weile. Jedesmal, wenn es ihr gelungen war, eine Mahlzeit mit dem Besteck zuzubereiten und zu sich zu nehmen, strahlte sie wie ein Sportler auf dem Siegertreppchen.

Eines Nachmittags sahen Judith und ich ihr zu, wie sie sich unter den begutachtenden Blicken von Schwester Inge abmühte, eine Scheibe Brot zu schmieren und zu belegen. Die Prozedur dauerte ihr wohl zu lange, gelang ihr auch nicht richtig und sie war dabei, die Geduld zu verlieren. Sie hatte gerade mit großer Mühe eine halbe Brotscheibe mit Butter bestrichen, als sie blitzschnell mit der gesunden Hand eine Wurstscheibe ergriff, sie auf dem gebutterten Teil der Scheibe plazierte, geschwind die ungebutterte Hälfte darüber klappte, das Brot aus dem Nagelbett riss und herzhaft hinein biss. Das alles ging so schnell und es lag soviel Komik darin, dass wir laut lachen mussten. Lilo strahlte uns mit vollen Backen an. Sie war stolz auf ihren Erfolg. »Der Hunger treibt manchen zu Höchstleistungen«, sagte Schwester Inge. »Jaaa!«, bestätigte Lilo und nickte mit dem Kopf dazu.

Bei der Arbeit mit der Logopädin gab es Tränen, Tränen, Tränen. In der ersten Zeit habe ich oft das Krankenzimmer verlassen müssen, weil ich selber mit den Tränen zu kämpfen hatte, wenn ich Lilos vergebliche Bemühungen miterlebte. Wenn ein kleines Kind ein Wort aufschnappt, das ihm gefällt, das es aber noch nicht kennt, dann brabbelt es das Wort so lange vor sich hin, bis es klappt. Es spielt und lacht dabei und lernt ohne jede Anstrengung. Ganz anders war das bei Lilo. Ihr vergebliches Bemühen führte zu verzweifelten Tränen. Den Schmerz in mir konnte ich anfangs nicht ertragen. Sie sollte nicht merken, wie mir zumute war. Sie sollte nicht sehen, dass ich genau so hilflos war in dieser neuen Situation.

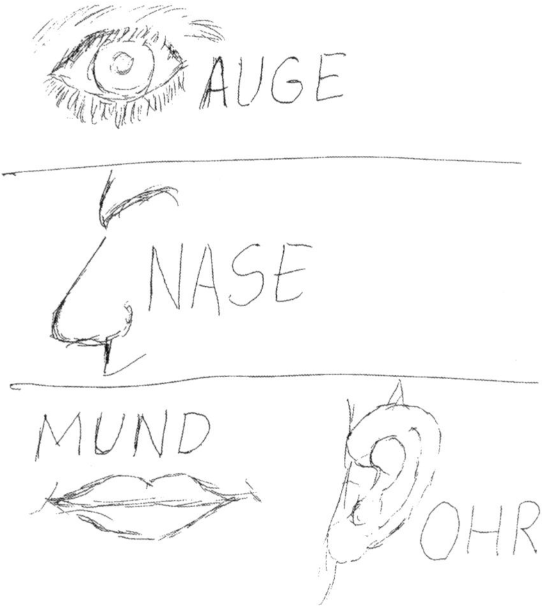

Um ihr helfen zu können, hätte ich im Zimmer bleiben und zuhören müssen, wie die Logopädin mit ihr arbeitete. Das wäre wichtig gewesen, um Lilo besser unterstützen zu können. Aber mein Nervenkostüm war noch nicht stark genug dazu. Wir alle, die wir um sie bemüht waren, wollten ihr das Gefühl vermitteln, dass sie das Schlimmste überstanden hatte. Das es aufwärts ging mit ihr. Hätte sie uns geglaubt, wenn sie in feuchte Augen geschaut hätte?

Die Logopädin hatte uns einen Plan zusammengestellt. Nach diesem Plan malten wir Buchstaben und mit diesen in Verbindung stehende Bilder. Die erste Übung bestand aus den Buchstaben A, N, M, O. Die Bilder die wir dazu malten: ein Auge, eine Nase, ein Mund, ein Ohr. Lilo sollte das gemalte Auge erkennen, den Anfangsbuchstaben ›A‹ aussprechen, mit der behinderten Hand aus das gemalte Auge und auf ihr eigenes weisen Die letzte Übung gelang nicht. Ihr Arm wollte konstant in eine andere Richtung. Neurologen wissen, warum das so ist. Uns Laien fuhr der Schrecken in die Glieder, als wir diese nicht unter Kontrolle zu bringenden Bewegungen sahen. Die letzte Marter der Übung bestand darin, mit der behinderten Hand den erkannten Buchstaben mit einem Schreibgerät auf Papier zu bannen.

Alles, was aus diesen Übungen entstanden ist, habe ich von Anfang an verwahrt. Vom ersten Bild, vom ersten Buchstaben an. Ich hielt das für besonders wichtig. Lilo durchlebte eine furchtbare Zeit. Ich wollte jede noch so winzige, sichtbar nachweisbare Besserung festhalten, damit sie sich später daran aufrichten konnte, wenn der Mut sie einmal verlassen sollte.

Da war, um ein Beispiel für unsere Schwierigkeiten zu nennen, der Buchstabe ›N‹. Es wollte ihr nicht gelingen, ihn auszusprechen. ›Nein‹ konnte sie sagen. Wie konnte ich ihr helfen, nur diesen Buchstaben auszusprechen? All diese Übungen wurden zu ungeheuren Anstrengungen, aber sie gab nicht auf. Trotz ihres Eifers gab es Stunden und Tage, wo sie nicht an den dauerhaften Erfolg glaubte. Es ging ihr zu langsam. Es gab Rückschläge, wo das mühsam Erlernte plötzlich nicht mehr vorhanden war. Sie erlebte Tage tiefer Depressionen, die ihr Lieblingswort ›Scheiße‹ nicht aufheben konnte. Dafür hatte ich den Schnellhefter angelegt: um ihr zeigen zu können, was sie bisher schon geleistet hatte. Manchmal half es, manchmal nicht. War Letzteres der Fall, ließen wir sie in Ruhe, bis sie sich wieder erholt hatte und sie weitermachen wollte.

Die täglichen Gehübungen erforderten viel Energie. Sie ging schon wieder recht gut, war aber noch nicht in der Lage, ohne Hilfe gehen zu können. Auch diese Woche hatte Fortschritte gebracht.

Der erste Ausflug

Sonntag, der 25. August. Ein ereignisreicher Tag für uns alle. Frau Dr. L. hatte Judith und mir erlaubt, Lilo in einem Rollstuhl auszuführen. Nach dem Frühstück setzten wir sie in das Gefährt, sicherten sie mit Kissen, wie wir es von den Mahlzeiten her gewohnt waren, nahmen den Galgen mit dem Heparin-Dosiergerät und gingen mit ihr auf die erste große Reise seit ihrer Einlieferung. Sie war aufgeregt wie ein Kind am Weihnachtsmorgen. Draußen war sonnig-warmes Sommerwetter. Lilo entdeckte ihre Umwelt neu. »Schööön«, sagte sie immer wieder. »Schööön« und drückte noch ein »Wuu, wuundeer-schööön« hinterher. Wir hatten es gehört und waren begeistert. Aus ihrer Emotion heraus hatte sie diese Worte gefunden und ausgesprochen. Sie sah den Eismann am Rand des großen Vorplatzes mit seinem Verkaufswagen stehen. »Da, da«, rief sie und wies mit ihrem gesunden Arm die Richtung. Wir kauften ein großes Eis, das sie selbst ausgesucht hatte. Sie verzehrte es mit Wonne. Mehr als eine Stunde waren wir mit ihr draußen. Die stärker werdende Sonne zwang uns, den Ausflug zu beenden.

Als ich an diesem Abend nach Hause fuhr, war ich davon überzeugt, dass es aufwärts gehen würde mit Lilo. Der Tag war überaus positiv verlaufen. An die vielen Dinge, die sie noch zu bewältigen haben würde, wollte ich nicht denken.

Seit dem Schlaganfall hatte sie die Emotionalität eines kleinen Kindes. Auch die kindliche Freude über jede Kleinigkeit, über alles, was ihr gelang oder gut tat. Zunächst hatte mich diese Wesensart erschreckt. War ihr Verstand so arg in Mitleidenschaft geraten?

Mit dieser Annahme stand ich nicht alleine. Verwandte und frühere Arbeitskolleginnen, die Lilo im Krankenhaus besuchten, waren entsetzt über ihren Zustand. Einige sagten ganz offen: »Die ist ja wie ein kleines Kind«. Nur eine ist in all den Krankenhauswochen wiedergekommen. Einige fragten noch ein- oder zweimal telefonisch nach, wie es ihr ging. Dann hörte ich von diesem Personenkreis nichts mehr. Sie waren verunsichert, wussten nicht, wie sie sich Lilo gegenüber verhalten sollten. Schon während der Besuche war ihnen anzumerken, dass ihre Hilflosigkeit sie regelrecht in die Flucht trieb. Auch Verwandte, die Lilo im Krankenhaus besuchten, raunten mir zu: »Das ist ja furchtbar. Die ist ja wie ein Baby.« Solche Gedanken verdrängte ich natürlich. Ich wollte mich nicht damit belasten, was sein würde, wenn Lilo nicht wieder gesund werden würde. Sie machte ja Fortschritte. Warum sollte ich an etwas anderes als an eine Genesung glauben?

Ich redete mir und jedem, der mich auf Lilos neues Verhalten ansprach, ein: Das sind Schutzmechanismen der Psyche, die mit zunehmender Genesung verschwinden werden. Mit unserer Ärztin darüber zu reden, hatte ich den Mut nicht. Insgeheim befürchtete ich, sie könnte anders urteilen als ich. Ich wollte das glauben, was ich mir zurechtgelegt hatte.

Vor der Krankheit hatte Lilo keinen Welpenschutz nötig gehabt, und so sollte sie auch wieder werden. Alles, was ich dazu tun konnte, würde getan werden. Sie war eine klar denkende Frau gewesen, die von allen Menschen, die mit ihr zu tun hatten – beruflich und privat – sehr geschätzt und geliebt worden war. Ihre beruflichen Beurteilungen wiesen sie immer als hochqualifiziert aus. Besonders diplomatisch war sie nicht, im Gegenteil: Sie war selbstständig und geradeheraus, und weil sie so war, trat sie auch einmal anderen auf die Füße. Trotzdem waren ihre Meinung und ihr Rat immer gefragt. Ihr derzeitiger Zustand machte mich oft sehr niedergeschlagen und sehr verzweifelt. Würde ich immer die Kraft aufbringen, das Richtige, das Notwendige zu tun und zu ertragen? Solche Gedanken zu verdrängen und immer positiv zu denken, ist leichter gesagt als getan. Sie kommen ungefragt. Sie gehen nicht auf Befehl.

❧

Die Woche vom 26. August bis 1. September hatte begonnen, wie die vorhergehende geendet hatte. Sie bestand aus Übungen in allen therapeutischen Fachrichtungen. Die Gehübungen machten wir zum größten Teil schon ohne Fachpersonal. Wir gingen über die Flure und manchmal auf einen der überall angelegten, mit Schatten spendenden Bäumen und Sträuchern bepflanzten und mit Bänken bestückten Dachgärten. Immer dabei: das Dosiergerät und für alle Fälle ein Rollstuhl. Lilo war begeistert von diesen Ausflügen. Es waren Erfolgserlebnisse. Speziell dafür hatte sie ein neues Wort gelernt: »Bescheid!« Die Initiatorin dazu war unsere Ärztin. Sie hatte uns geraten, immer Bescheid zu hinterlassen, wenn wir die Station verlassen wollten. Begeistert und laut rief Lilo jedesmal, wenn wir am Empfang vorbeigingen: »Bescheid!«

Am 27. August gab es einen Zwischenfall. Lilo wurde in einem Rollstuhl sitzend zu einer Untersuchung gefahren. Ich hatte sie nicht hinbringen können und wusste auch nichts davon, weil ich zur selben Zeit zu einer Herzuntersuchung in eine andere Abteilung des Hauses musste. Lilo war auf dem Flur, wo ihre Untersuchung stattfinden sollte, alleine gelassen worden. Nach der Untersuchung war sie wieder auf dem Flur abgestellt worden, obwohl sie sich nicht verständlich machen konnte. Sie wartete vergeblich darauf, abgeholt zu werden. Als ihr die Zeit zu lang wurde, machte sie sich mit ihrem ständigen Begleiter, dem Heparingalgen, auf die Suche nach ihrer Krankenstation. Zu Fuß. Den Rollstuhl hatte sie, weil sie ihn nicht bewegen konnte, vor Ort stehen gelassen. Auf dem Gefährt lagen auch ihre Krankenunterlagen. Stunden später wurde sie in völliger Panik im fünften Stockwerk von einer Raumpflegerin erkannt – zwei Etagen zu hoch. Sie war mit einem der Aufzüge gefahren und vermutlich rein zufällig in der fünften Etage ausgestiegen. Alle Flure des Klinikums sehen gleich aus. Gleiche

Deckenfarbe, gleicher Fußbodenbelag, gleiche Farbgebung an den Wänden.

So sehr sie auch gesucht haben mochte, sie fand ihre Krankenstation nicht wieder und geriet in Panik. Die Raumpflegerin, die Lilo erkannt hatte, brachte sie auf die richtige Station zurück. Weil ein Pfleger einer anderen Station Lilo zu der Untersuchung gebracht hatte, war sie vom stationseigenen Personal schlicht vergessen worden. Alle glaubten wohl, ich sei mit ihr unterwegs. Das war normal. Nie hatte jemand anders Lilo zu einer Untersuchung gefahren.

Sie lag völlig verstört im Bett, als ich von meiner Untersuchung zurückkam. Ich machte ihr einen Steckbrief mit allen Daten, die für ihre Sicherheit im Krankenhaus wichtig waren. Noch Tage danach war sie verängstigt und unsicher. Ihr Blutdruck war stark angestiegen. Alle Übungen mussten tagelang eingestellt werden. Absolute Bettruhe war von Frau Dr. L. angeordnet worden.

Das Bett neben Lilo war an diesem Tag während unserer Abwesenheit neu belegt worden. Eine junge Frau lag darin.

»Jaffe, jaffe, taffeta!«

Als wir wieder mit den Übungen beginnen konnten, brachte die Logopädin uns einige Blätter, auf denen Worte standen, die Lilo nachsprechen sollte. Es waren einfache Worte, ohne schwer auszusprechende Buchstabenkombinationen wie: *gl*, *st* oder *tz*. Lilo musste jedes Wort Buchstabe für Buchstabe neu erlernen.

Einige Worte klangen anders, weil sie die Buchstaben nicht aussprechen konnte, die ihr bei anderen Worten einfach über die Lippen gingen. *Arm* war so ein Wort. Das *r* wollte ihr nicht gelingen. Bei dem Wort *Burg* sprach sie es ohne Schwierigkeit, aber der *Arm* blieb noch lange ein ›*Ahm*‹. *Eis, Esel, Wasser, Tor, Burg, Besen* konnte sie schon gut verständlich aussprechen. Durch die Bilder, die wir dazu gemalt hatten, hatte sie auch eine Vorstellung, einen Bezug zu den Worten, die sie aussprach. Sie und wir waren froh über jedes Wort, das ihr gelang, auch wenn es nur annähernd nach dem klang, was es bedeuten sollte. Mit den neuen Blättern kamen *Baum, Mond, Bild, Boot, Schuh, Schal, Maus* und andere hinzu. Sie übte sprechen, nachsprechen, lesen, mit der behinderten Hand schreiben.

Ganz gleich, wie gut sie diese Neuanfänge beherrschte, es reichte nicht, um sich spontan mitzuteilen. Mit *Baum, Besen* oder *Burg* konnte sie uns nicht sagen, wie ihr zumute war. Wir wussten, warum sie verzweifelt war, aber sagen konnte sie es nicht. Alles was wir unternahmen, waren hoffnungsvolle Neuanfänge. Mehr nicht. Noch nicht. Im Kopf war sie bereit, sich mitzuteilen. Sie war aber nicht in der Lage, ihre Gedanken auszusprechen oder auch nur annähernd zutreffend durch Gesten zu beschreiben oder aufzuschreiben.

In ihrer Verzweiflung machte sie – und nahm dazu auch den stark behinderten Arm zu Hilfe – eine weit ausladende Bewegung, als wollte sie einen Medizinball beschreiben. Einmal, zweimal, immer wieder machte sie diese Bewegung und konnte scheinbar nicht einsehen, dass wir sie nicht deuten konnten. Zumal sie uns doch eindeutig sagte, was sie meinte, nämlich: »Jaffe, jaffe, taffeta!« und immer wieder: »Jaffe, jaffe, taffeta!«

Immer aufgeregter wurde sie, weil wir so begriffsstutzig waren. Furchtbar! Alles war groß wie ein Medizinball. Alles, was so weit entfernt von ihr war, dass sie keinen Finger darauf legen konnte, war *jaffe, jaffe, taffeta*. Die Tür des Krankenzimmers, die sie lieber offen als geschlossen gehabt hätte, war *jaffe, jaffe, taffeta*. War das Kopfteil ihres Bettes ihr zu steil oder zu flach eingestellt und sie hätte es gerne geändert gehabt, so sagte sie: »Jaffe, jaffe, taffeta!«

Schlimm! Wir verstanden sie nicht. Ihr Gesicht war eine einzige Anklage. Sie bemühte sich. Hatte endlich wieder eigene Gedanken, und niemand verstand sie. Weinkrämpfe aus Verzweiflung waren das Ergebnis. Wir konnten ihr nicht helfen. Wir schauten in ihre Blickrichtung und rieten so lange, bis wir das Richtige getroffen hatten.

Judith ging das Elend ihrer Mutter genau so nah wie mir. Immerhin brachte sie es fertig, dass ihre Mama einsah: Wut und Tränen kosteten zu viel Kraft und halfen nicht weiter. Wir waren keine Hellseher. Anderseits: Wie sollte Lilo sich verständlich machen? Sie hatte nur ein paar Worte. Worte, die sie mühevoll erlernt hatte, mit denen sie aber nichts anfangen konnte. Sollte sie zur Krankenzimmertür *Eis*, *Besen* oder *Burg* sagen? *Jaffe, jaffe, taffeta* bescherte ihr schon genug eigenartige Blicke. Wir wollten das ändern, und Judith hatte eine gute Idee: Ein Ratespiel wollten wir mit ihr veranstalten. Wenn Lilo etwas von uns wollte, sollte sie uns in irgendeiner Weise einen Hinweis geben, und wir würden so lange raten, bis wir das richtige gefunden hätten. Sie gab sich ungeheure Mühe. Wir gaben uns ungeheure Mühe. *Jaffe, jaffe, taffeta* war nicht zu schlagen, nicht zu verdrängen. Es war ihr zu wichtig geworden. Warum? Sie sprach es fließend. Kein Stocken, kein Suchen. *Jaffe, jaffe, taffeta* war immer präsent.

Sie lernte, sich durch Blicke und Gesten mitzuteilen, die wir erraten mussten. Ihr Gehirn arbeitete fieberhaft. Sie wusste genau, was sie uns sagen oder mitteilen wollte, fand aber die Worte nicht. Fand sie die Worte, konnte sie sie nicht aussprechen. Die Qual, die sie empfunden haben muss, ist unvorstellbar.

Ein einfaches Beispiel soll einen Einblick vermitteln. Sie sah den kleinen weichen Ball und wollte ihn haben. Es fiel ihr aber nicht ein, wie das Ding hieß. Es lag auf dem Bett, aber sie konnte nicht heran. Sie wies mit dem Kopf und sagte: »da, da, gelb«. Der Ball war aber rosa. Wir suchten etwas Gelbes in ihrer Blickrichtung. Sie wurde richtig böse, weil wir uns so blöde anstellten. Es lag doch nur der kleine rosa Ball auf dem Bett. Sie wollte aber doch etwas Gelbes haben! So ging es mit vielen Dingen. Es fiel ihr nicht auf, wenn sie Farben anders angab, als sie sie sah. Die richtige Bezeichnung war als Wort nicht präsent, und es fiel ihr nicht einmal auf.

Sie musste immer noch an der behinderten Seite gestützt werden. Ich hatte ihr spezielle Sportschuhe gekauft, in denen ihr Fuß besseren Halt hatte, und damit sie sie selber schließen konnte, achtete ich darauf, dass sie einen Klettverschluss hatten. Die Krankengymnastin hatte mir dazu geraten.

Wir waren immer bemüht, Abwechslung in Lilos Klinikalltag zu bringen. Sonderaktivitäten sprachen wir natürlich mit unserer Ärztin und dem Pflegepersonal ab. Besondere Freude bereiteten Lilo die Besuche in der Cafeteria. Es war ihr wichtig, wieder unter Menschen sein zu können. Weil das Heparin-Dosiergerät mitgeführt werden musste, das nur eine begrenzte Stromspeicherkapazität hatte, waren wir auf Sitzplätze nahe einer Steckdose angewiesen. Das waren aber aus dem gleichen Grund auch andere Patienten, und deshalb war es manchmal unmöglich, einen solchen Platz zu ergattern.

❧

An einem Samstag ging der August zu Ende. Genau vier Wochen waren vergangen. Lilo war auf dem Weg der Besserung, aber von einer Heilung war sie noch meilenweit entfernt.

In einer Informationsschrift, die auf einem der Krankenhausflure auslagen, hatte ich eine erschreckende Mitteilung gelesen. Danach erkrankten jährlich etwa 250.000 Menschen in Deutschland an einem Gehirnschlag. 250.000 Mal das Elend, die Angst, die Behinderungen, die ich bei Lilo und auf der neurologischen Station dieses einen Krankenhauses gesehen und miterlebt hatte.

Dazu mindestens noch einmal die gleiche Anzahl Menschen, die als Lebenspartner, Geschwister, Kinder, Verwandte und Freunde indirekt betroffen waren. Die, genau wie wir, nicht wussten, wie sie mit der Krankheit, mit dem Patienten umzugehen hatten.

Wir gaben uns große Mühe, Lilo diesen Genesungsweg, zu welchem Endergebnis er auch immer führen mochte, zu erleichtern. Von ihrer Schwester hatte Lilo eine kleine Tafel bekommen. Sie bestand aus einem stabilen Rahmen aus Plastikmaterial. Der beschreibbare Teil bestand aus einer festen Platte und einer tuscheartigen Flüssigkeit zwischen zwei Folien. Sie war von beiden Seiten zu benutzen. Mit einem Plastikgriffel wurde geschrieben. Durch einen waagerecht über die Tafel zu bewegenden Plastikschieber konnte das Geschriebene oder Gemalte wieder gelöscht werden. Eine Möglichkeit mehr, sich spontaner mitzuteilen.

Mitunter genügten ein paar Buchstaben oder die mühsamen Striche einer symbolisierenden Zeichnung, um zu erraten, was sie uns sagen wollte. Sehr häufig haben wir erlebt, dass durch die intensive Beschäftigung des Zeichnens das Wort, das sie suchte, gefunden wurde und ausgesprochen werden konnte – nicht immer fehlerfrei, aber erratbar. Sehr, sehr oft schrieb sie nur ein einziges Wort auf ihre kleine Tafel und sah uns mit Tränen in den Augen fragend an. *WANN* lasen wir.

Sie hatte große Fortschritte gemacht. Im Vergleich zu anderen Patienten der neurologischen Station war sie eine Vorzeigepatientin in jeder Beziehung. Sie konnte sich bereits aus eigener Kraft fortbewegen. Sie hatte gelernt, mit ihrem stark behinderten Körper umzugehen. Einige andere Patienten der Station waren bereits entlassen, aber in welchem gesundheitlichen Zustand und mit welcher Hoffnung auf Besserung? Vergleiche waren nur ein schwacher Trost. Aber anders konnten wir ihr keine Hoffnung machen. Alle Versuche, ihre Situation schön zu färben, scheiterten. Mussten scheitern. Sie hatte längst herausgefunden, wie schwer der neue Anfang war. Wieviel Mut und Kraft sie bisher gebraucht hatte. Wieviel ihr an Fähigkeiten und Gesundheit, die sie besessen hatte, noch fehlte, wusste sie auch. Alles das drückte sie mit dem Wörtchen ›WANN‹ aus.

Unsere Ärztin hatte sie für die Zeit nach der Entlassung aus der Neurologischen Abteilung bereits in der Aphasiestation des Hauses angemeldet. Es sollte keine ungenutzte Zeit verstreichen, Lilos Sprache zu verbessern. Die Logopädin, die sie zur Zeit betreute, war auf dieser Station angestellt. Zur Zeit kam sie dreimal in der Woche für eine Viertelstunde. Lilo freute sich schon auf diese wesentlich intensivere Übungszeit.

Die Logopädin gab uns bei jedem Besuch neue Aufgaben, überwachte Lilos Erfolge und freute sich mit uns darüber. Große Mengen Übungsblätter wurden beschrieben. Die kleine Tafel wurde ausschließlich zur privaten Kommunikation verwendet, und die Übungen wurden auf Papier absolviert.

Immer neue Wörter – und neue Ängste

Der erste September war ein Sonntag. Das Wetter hatte sich seit dem 3. August noch nicht verändert; es war immer noch herrliches Sommerwetter. Lilo, Judith und ich machten den ersten Ausflug in die weitläufige Parkanlage des Klinikums.

Wir nahmen einen Rollstuhl mit. So konnte Lilo gehen, wann immer sie wollte, und wurde gefahren, wenn die Anstrengung zu groß wurde. Sie hatte eine anderes Dosiergerät für das Blutverdünnungsmittel erhalten. Es konnte mehr Energie speichern, wodurch wir in der Lage waren, längere Spaziergänge machen zu können.

Sie war überwältigt von der Freude, endlich wieder draußen sein zu können, Anteil zu haben an den Dingen, die nun wieder um sich herum wahrnahm. Sie zeigte auf alles und forderte uns durch ihr ständiges: »Da? da? da?« auf, ihr die Dinge, die sie ansprach, zu benennen. Da waren: der Weg, Laternen, Bäume, Wiesen, Sträucher, Bänke, Wasser, Enten, Schildkröten, Blumen. Auf alles und jedes wies sie hin und wollte die Namen erfahren und aussprechen lernen. Sie war besessen von dieser Art zu lernen. Mühsam versuchte sie, jede Bezeichnung zu wiederholen, bis sie einigermaßen nach dem klang, was es war.

Wir machten wieder eine neue Erfahrung. Wenn Bezeichnungen ihr nicht über die Lippen wollten, weil sie zu schwer auszusprechen waren, wie zum Beispiel das Wort *Sträucher*, das sich mal anhörte wie *Äucher, Chäucher* oder ähnlich, fing sie plötzlich an zu lachen. *Schildkröten* war auch so ein Wort. Es hörte sich an wie *Itöten*, auch wie *chitöten*. Aber Lilo lachte. Oben im Krankenzimmer war sie in Tränen ausgebrochen, wenn ihr ein Wort nicht gelingen wollte. Hatte »Scheiße, Scheiße, Scheiße« geschrien und sich über ihr Elend in Schlaf geweint. Hier im Park lachte sie, als ob sie sich über die Komik in ihrer Aussprache nicht ärgerte, sondern amüsierte. War das Fortschritt, oder mussten wir uns Sorgen machen? Ich versuchte es mit dem Wort *Laterne*. »Lärne« sagte sie und lachte. Zeigte mit dem Arm hin. »Lärne«.

Die Logopädin zerstreute meine Bedenken, als sie am Montag zum Unterricht kam. »Glauben Sie ja nicht, dass Ihre Frau ab sofort immer über ihre Sprachschwierigkeiten lachen wird. Sie werden noch reichlich Tränen und Wutausbrüche zu sehen bekommen. Freuen Sie sich mit ihr, wenn sie so gut drauf ist.

Sie muss sprechen lernen, wie ein kleines Kind sprechen lernt. Dabei darf nicht übersehen werden, dass Ihre Frau die Dinge, die sie sieht, eventuell erkennt, die entsprechenden Bezeichnungen dazu aber nicht finden kann; und wenn sie sie findet, nicht aus-

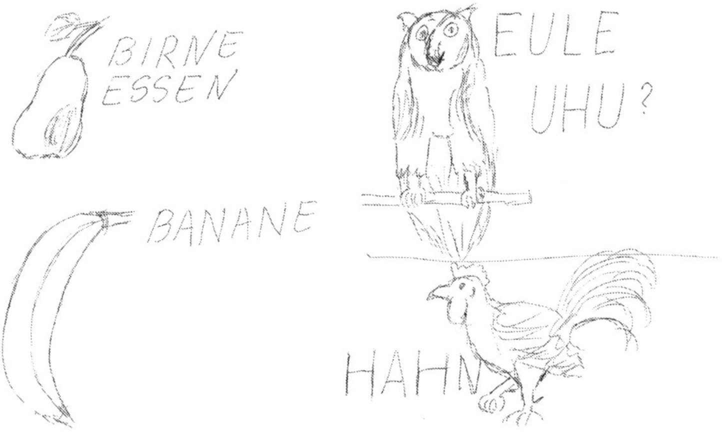

sprechen kann. Das sind Wortfindungsstörungen. Eine Folge des erlittenen Gehirnschlages.«

Sie gab uns neue Übungsaufgaben. Sie und auch unsere Ärztin hatten nichts dagegen einzuwenden, sie im Park zu erledigen. Draußen im Park, an einem schattigen Platz, umgeben von duftenden Sträuchern und Blumen, unmittelbar an einem kleinen Weiher gelegen, auf dem sich Enten, Sumpfhühner und Schildkröten vergnügten, ging das Lernen leichter.

Allmählich wagten wir uns an kleine Satzgebilde heran. *Eis essen gehen* war so ein Gebilde, das Lilo besonders liebte. Hätte die Logopädin mich nicht darauf aufmerksam gemacht, was in Lilos Gehirn vor sich ging, so hätte ich mich sicher darüber gewundert, dass ich ihr die Dinge immer wieder vorsagen musste und sie sie aus eigenem Erkennen meist nicht benennen konnte, obwohl sie sie vor kurzer Zeit erst ausgesprochen hatte. Um ein Beispiel zu geben: Sie sah eine Laterne. Am Tag vorher hatte sie *Lärne* gesagt. Nun nahm sie ihre Tafel, malte in groben Strichen die Laterne und sah mich fragend an. Sie erkannte die Laterne und versuchte verzweifelt, die Buchstaben, die sie für die richtigen hielt, auf die Tafel zu kritzeln. Es waren nicht annähernd die richtigen. Nur das ständige Üben brachte Erfolg.

Immer mehr Worte und Begriffe kehrten zurück. Manche behielt sie, andere nicht. Es gab immer wieder Rückschläge, Tage, an denen alles wie geschmiert lief, und Tage, die außer Tränen und Frust nichts brachten. An Letzteren mussten wir uns etwas Erfreulicheres einfallen lassen. Etwa spazierengehen ohne Übungen. In die Cafeteria gehen, es uns einfach gut gehen lassen. Nichts Belastendes unternehmen. Auf keinen Fall ›Weißt-du-noch-Geschichten‹ herauskramen.

Ich fand es eigenartig, dass Lilo kein Heimweh hatte. Sie fragte zwar einige Male nach unserem Haustiger, zeigte aber dabei keinen Anflug von Heimweh. Offensichtlich war es noch zu früh für solche Gefühle.

Auf Pflegepersonal war sie kaum noch angewiesen. Tagsüber halfen wir ihr, und abends musste ich nicht mehr so lange bei ihr bleiben. Judith löste mich meistens nach siebzehn Uhr ab, und nicht selten sagte Lilo dann zu mir: »Du, Hause, bei Mimi.« Das Mehr an Schlaf tat mir gut. Die Nachbarn nahmen immer noch regen Anteil an Lilos Fortschritten.

In der fünften Woche wurde Lilo von dem blutverdünnenden Heparin auf Marcumar umgestellt. Endlich kein lästiges Dosiergerät und keine Schläuche mehr. Ihre durch die Zugänge zerstochenen Hände und Arme konnten endlich abheilen, und sie konnte sich frei bewegen.

Es war immer noch herrliches Wetter, und wir verbrachten jede freie Zeit draußen in der Parkanlage. Bei kürzeren Aufenthalten nahmen wir keinen Rollstuhl mehr mit. Es standen überall Bänke an schattigen Plätzen, auf denen sie sich ausruhen konnte. Ihr rechtes Bein ermüdete schnell, und die Behinderung ließ ohnehin nur eine ganz langsame Fortbewegung zu.

Mir war aufgefallen, dass sie einige neue Angewohnheiten hatte, seit wir uns so oft im Freien aufhielten. Wenn ihre Hände nicht beschäftigt waren, hielt die gesunde linke die kranke rechte Hand fest, als ob sie sie stützen und wärmen wollte. Nur ungern und widerstrebend wollte sie dorthin, wo Menschen waren, denen wir keine Behinderung ansehen konnten. Menschen, die an Krücken gingen, in Rollstühlen saßen, mit dicken Verbänden versehen waren, scheute sie nicht. Es war schon vorgekommen, dass sie sogar auf ihren Lieblingsplatz am Weiher verzichten wollte, weil dort Menschen saßen, denen keine Erkrankung anzusehen war. Um diesen Weiher waren die schönsten, schattigsten und interessantesten Plätze des ganzen Parkes angelegt. Ein paar Tage hatte ich ihre Eigenarten hingenommen, wollte sie auf Dauer aber nicht dulden. Ich konnte doch nicht zulassen, dass sie menschenscheu werden würde. Eines Tages würde sie gezwungen sein, unter gesunden Menschen leben zu müssen. Wir wollten doch wieder ein normales Leben führen, soweit das möglich sein würde. Ich musste behutsam vorgehen, wen ich ihr nicht weh tun wollte. Sie war ohnehin empfindlich genug, weil sie nicht frei in ihren Bewegungen war und sich nicht artikulieren konnte. Das Gesicht, das sie in dem Spiegel erblickt hatte, hatte ihre Empfindungen noch verstärkt. Zum Glück war diese Entstellung sehr stark zurückgegangen.

❧

Am Nachmittag des 5. September spazierten wir wieder einmal langsam durch die Parkanlage. Es war Besuchszeit, schönes Wetter und dementsprechend waren viele Menschen im Park. Lilo wurde immer langsamer, sah in die vom Hauptweg wegführenden Seitenwege hinein. Als sie einen fand, in dem kein Mensch zu sehen war, drängte sie mich hinein. Nach einer kleinen Wegbiegung waren wir wirklich ganz alleine zwischen hohen Sträuchern.

Sie blieb stehen und sah mir eindringlich in die Augen. Ganz leise sagte sie: »Duu mich schääämen.« Dann lauter, verzweifelter. »Ja, ja, du mich schääämen!« Ihre Augen hatten sich mit Tränen gefüllt. Ihre Stimme kämpfte mit den Tränen, als sie sagte: »Ich füü, füühlen!«

Ich nahm sie in die Arme und drückte sie an mich. Was hatte ich getan oder nicht getan, was ein solches Gefühl in ihr hervorgerufen hatte? Mir fiel nichts ein. Um keine wortlose Zeit verstreichen zu lassen, die ihre Gefühle noch verstärken konnten, tat ich so, als hätte ich sie falsch verstanden. »Was sagst du? Du schämst dich? Wofür schämst du dich?«

»Nein! Nein! Nein!«, weinte sie laut. Ihr Gesicht wurde beängstigend rot. Verzweifelt suchte sie nach Worten und stieß jedes einzeln und mühsam heraus. »Duu schäämen aa, aa, aauf mich! Du, ja du, schämen auf mich!«

Ich hatte einen Knoten im Hals, der, während ich sie fest an mich drückte, mir in die Augen stieg und sich in Tränen auflösen wollte. Nur das nicht!, befahl ich mir. Sie hätte das in ihrem Sinne deuten können. Ich brauchte schon eine Weile, bis ich mich wieder in der Gewalt hatte. »Du bist ungerecht. Sehr ungerecht. Wie kommst du auf solche Gedanken? Ich bin froh, dass du lebst. Dass du so gute Fortschritte machst. Jede mögliche Stunde verbringe ich mit dir. Ich schäme mich nicht für dich. Niemand schämt sich für dich, und du hast keinen Grund, so ungerecht zu sein.«

Um diese Situation zu beenden und meinen Worten mehr Gewicht zu verleihen, ging ich den Weg, den wir gekommen waren, zurück. Zurück zu den vielen Menschen, die dort spazierengingen. Zurück ins Leben, in das sie sich wieder eingewöhnen musste. Wer oder was, zum Teufel, hatte sie auf solch einen absurden Gedanken gebracht? Ich überdachte alle kritischen Situationen der letzten Tage. Mir fiel nichts ein. Kamen ihre Gedanken etwa daher, dass ich sie beim Gehen nicht mehr an der gesunden Seite stützte? Das hatte ich bis vor ein paar Tagen noch getan, bis Frau Dr. L. mich aufklärte, dass das falsch sei, weil Lilo so nicht lernen könne, mit der Behinderung des anderen Beines umzugehen. Sie

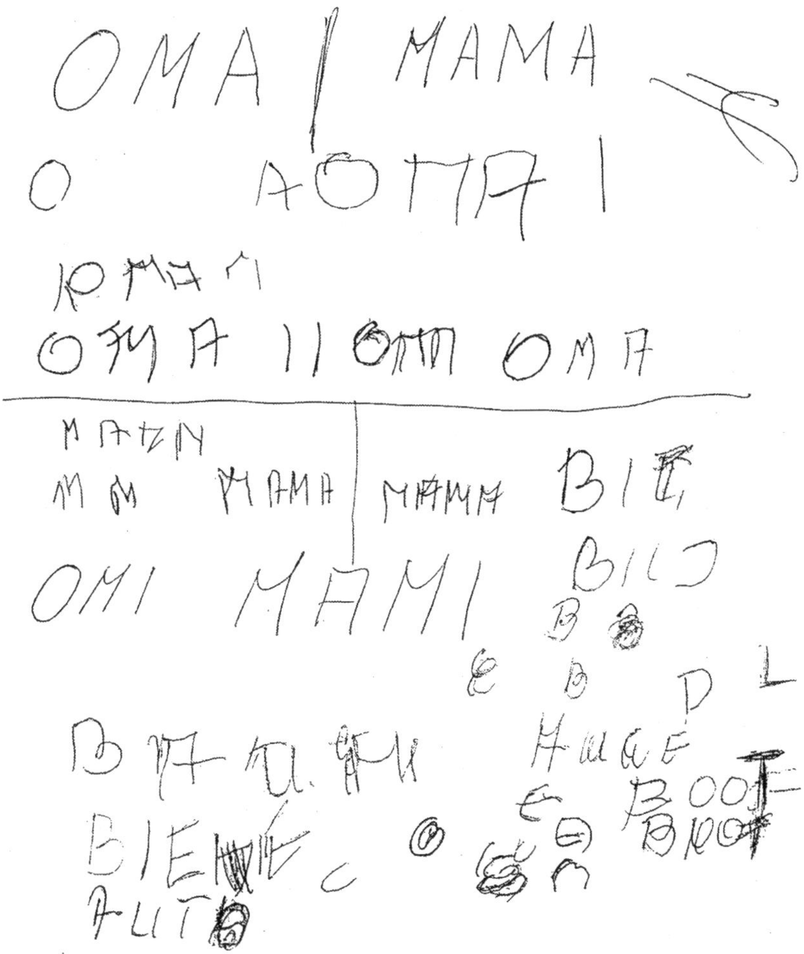

bestand darauf, Lilo alleine gehen zu lassen und sie nur dann zu stützen, wenn es anders nicht mehr ginge. Lilo hatte ich davon nichts erzählt. War das die Ursache? Sollte ich nachträglich darüber reden?

Ich beschloss, das nicht zu tun, um meine Erklärung nicht wie eine Entschuldigung oder schlechtes Gewissen aussehen zu lassen. Wenn ich irgendeinen Fehler gemacht haben sollte, wollte ich den von ihr hören. Wir fanden noch einen schattigen Platz zwischen anderen Menschen und setzten uns hin. Nach einer Weile des Schweigens sagte sie, während sie meinen Arm drückte: »Es wwiird immer bee, beee, besser. Ja, ja, Schluss. Es wwird immer besser.« Sie sagte es wie eine Beschwörungsformel mehrmals hintereinander, so, als wollte sie sich darauf programmieren; immer bestimmter, immer flüssiger und sicherer in der Aussprache. Wir hatten einen neuen Leitsatz, der uns über viele schwere und traurige Stunden hinweg geholfen hat.

Lilo setzte ihre behinderte Hand ein, wo sie nur konnte. Sie wusch und kämmte sich, schmierte Brote, aß ihre Mahlzeiten und schrieb ihre Übungen mit ihr. Das war unsagbar mühsam und sehr häufig ein totaler Misserfolg. Mal landete das Brot mit dem Belag auf dem Boden, mal verschüttete sie das, was sie trinken wollte. Oft entstand aus den Schreibübungen ein undefinierbares Gekrakel, oder ihre Muskeln versagten ihr jeden Dienst. Verständlich, dass oft ihr Mut auf der Strecke blieb. Auch für Judith und mich war es äußerst schmerzlich und belastend, immer wieder erleben zu müssen, wie Lilo sich quälte, die einfachsten Dinge neu zu erlernen.

Endlich nach Hause

Die sechste Woche hatte begonnen. Die junge Frau, die im Nebenbett gelegen hatte, war entlassen worden, und eine ältere Dame war nun Lilos neue Zimmergefährtin. Lilo war an diesem Montagmorgen nicht in bester Stimmung. Während des Frühstücks hob sie drei Finger, zeigte auf das Nachbarbett und sagte: »Neu! Ich noch immer hier. Wann ich naaach Haauuse?«

»Bestimmt bald«, sagte ich, um sie aufzumuntern. Es war das erste Mal, dass sie sich nach Hause sehnte und es aussprach. Als ich nach der Visite wieder ins Zimmer kam, war Lilo wie verwandelt. »Ich, ich, naach Hause!«, rief sie mir zu. »Duu zu Doktor! Ich nach Hause.« Noch bevor sie aus dem Bett klettern konnte, war ich bei ihr und nahm sie in die Arme. Endlich, endlich war ein Stück Hoffnung in Erfüllung gegangen. Es dauerte noch einige Stunden, bis ich unsere Ärztin sprechen konnte. Die Umstellung auf Marcumar war nach Einschätzung der Ärzte zufriedenstellend verlaufen. Sie wollten noch einige abschließende Untersuchungen machen und Lilo zum Wochenende entlassen. Bereits am nächsten Tag mussten wir ertragen, dass die Entlassung verschoben werden musste. Lilos Freude hatte die Blutdruck- und Blutwerte in Unordnung gebracht, und das blieb leider einige Tage so, trotz aller ärztlichen Bemühungen.

❧

Zu Beginn der siebten Woche hatte Frau Dr. L. ein Einsehen. Die Werte hatten sich zwar nicht sonderlich verbessert, aber das führte sie auf die Freude über die baldige Heimkehr zurück. »Morgen können Sie nach Hause«, sagte sie. »Machen Sie umgehend einen Termin mit ihrem Hausarzt.«

Der siebzehnte September war der Entlassungstag. Schon seit sieben Uhr wartete Lilo fertig angezogen auf dem Flur der Station. Aber erst kurz vor Mittag konnten wir uns endlich von ›unserer Ärztin‹ und dem Pflegepersonal verabschieden und nach all den schweren Wochen und den furchtbaren Stunden, die wir erlebt hatten, das Krankenhaus verlassen.

»Zuuutuust Anfang!«, sagte Lilo, als sie neben mir im Auto saß. Sie hatte die Seitenfenster herunter gedreht und ließ sich den Fahrwind durch die Haare pusten. Mit geschlossenen Augen genoss sie das Gefühl. Ich sah ihr an, wie glücklich sie war. Die vielen Spaziergänge in der Parkanlage des Klinikum hatten ihre Haut leicht gebräunt. Außer an ihrer rechten Gesichtshälfte hätte ihr niemand die Strapazen der letzten Wochen angesehen. Sie hatte sehr stark an Gewicht verloren, was aber durch die sommerliche Hautfarbe aufgewogen wurde.

Langsam, ganz langsam, sich mit der linken Hand am Geländer hochziehend, überwand sie die Treppen zur Wohnung. Langsam ging sie durch alle Zimmer und sah sich um, als sei sie Jahre fort gewesen. Endlich konnten wir die Freude und das Glück genießen, wieder zusammen zu sein. Ich brühte uns eine von ihr heiß begehrte Tasse Kaffee auf. Es dauerte ein Weilchen, bis wir uns den Notwendigkeiten der nächsten Tage zuwenden konnten. Die kleine Tafel immer griffbereit, besprachen wir alles Nötige.

Unsere Mieze benahm sich irritiert. Ihr feines Gehör hatte wohl signalisiert, dass ihre so lange vermisste Futtermeisterin wieder zu Hause war. Neugierig kam sie ins Wohnzimmer, ging zu ihr hin, machte auf halbem Weg eine Vollbremsung wirbelte in die entgegengesetzte Richtung herum und flüchtete wie ein geölter Blitz aus dem Zimmer. Vermutlich hatte der Lilo noch anhaftende Krankenhausgeruch sie konfus gemacht.

Am späten Nachmittag besuchte uns Judith mit ihrem Freund, der so manche Stunde an Lilos Krankenbett zugebracht hatte. Der Tag war anstrengend gewesen, trotz der Freude, die er uns gebracht hatte. Wir meldeten uns am Abend noch bei unseren Hausbewohnern zurück und gingen zeitig zu Bett. Nicht lange, und ich spürte Mieze vorsichtig über mich hinwegsteigen, auf dem Weg, ihren angestammten Platz an Lilos linker Seite einnehmen zu wollen. Ich hörte Lilo murmeln, und danach vernahm ich Miezes zufriedenes Schnurren.

❧

Mit dem nächsten Tag begann für uns ein völlig neuer Lebensabschnitt. ›Zukunft Anfang‹, wie Lilo es am Tag zuvor genannt hatte. Es ergaben sich Situationen, auf die uns niemand vorbereitet hatte. Eine von Grund auf neue Lebenseinstellung musste gefunden werden. Täglich machten wir neue Erfahrungen im Umgang miteinander und mit den Obliegenheiten des täglichen Lebens. Wir stießen an Grenzen, die wir vor Lilos Schlaganfall niemals für möglich gehalten hätten.

Zunächst begann jeder Tag mit einem frühen Arztbesuch, zu dem Lilo nüchtern erscheinen musste, weil der Quickwert des Blutes festgestellt werden musste, um die Marcumar-Medikation für den Tag zu ermitteln. Vor neun Uhr dreißig kamen wir nie zu unserem Frühstück. Im Klinikum fanden diese Untersuchungen spätestens um sieben Uhr statt. Lilo wollte natürlich ihr erstes Frühstück nach ihrem Krankenhausaufenthalt selber machen. Als ich ihr dabei helfen wollte, drückte sie mich aus der Küche heraus. »Alleine! Ich alleine!«, sagte sie laut und energisch. Auch gut, dachte ich und ging ins Esszimmer, von wo aus ich sie durch die offene Durchreiche beobachten konnte.

Was ich sah, machte mich traurig. Sie stand hilflos und den Tränen nahe vor der Kaffeemaschine. Sie wusste sie nicht mehr zu bedienen. Ich wartete ab, bis ich ihr Signalwort ›Scheiße‹ hörte, und ging dann zu ihr. Sie war völlig verzweifelt. Endlich war sie wieder in ihrer gewohnten Umgebung, da stieß sie bei einer so einfachen, tausendmal gemachten Tätigkeit an ihre Grenzen. Sie wusste nicht mehr, wie Kaffee aufgebrüht wurde. Nicht, wieviel Wasser sie benötigte. Nicht, dass sie einen Kaffeefilter brauchte. Nicht, wo der hin kam. Das Kaffeepulver konnte sie nicht abmessen. Sie war in ihren eigenen vier Wänden hilfloser, als sie in den letzten Tagen ihres Krankenhausaufenthaltes gewesen war. Überall gab es Problemzonen in der Wohnung, an denen sie sich böse verletzen konnte. Die Brotschneidemaschine, der Elektroherd, Messer, um nur einige Dinge zu nennen. Die Zubereitung einer für gesunde Menschen so einfachen, um nicht zu sagen ›kinderleichten‹ Mahlzeit, stellte sie vor eine unlösbare Aufgabe. Sie erinnerte sich nicht. Sie wusste, dass sie es einmal gekonnt hatte, aber nicht, wie die Dinge zueinander gehörten. Wer kann sich schon ausmalen, wie ihm zumute ist, wenn man in die eigene Küchenschublade schaut und plötzlich nicht mehr weiß, was das alles für Gerätschaften sind, die man da sieht? Man weiß, dass man sie selber gekauft und dutzende Male gebraucht hat. Die Augen erkennen alles, aber das Gehirn verweigert Namen und Gebrauch.

In solchen Situationen war ich völlig überfordert. Wie verhielt ich mich richtig? Sollte ich ihr alle Arbeit abnehmen? Ich wollte sie nicht behandeln wie ein kleines Kind, nur um sie vor Verletzungen und Enttäuschungen zu bewahren. Ich hatte – wie tausende andere Mitbetroffene vermutlich auch – niemanden, den ich hätte um Rat fragen können. Lilos Niedergeschlagenheit wuchs von einer misslungenen Verrichtung zur nächsten. Sie wurde von Stunde zu Stunde unsicherer und depressiver.

Es ist sehr schwer, dieses Wechselbad der Gefühle und Stimmungen in seiner ganzen Bandbreite zu schildern und nachfühlbar zu machen. Es war ein gewaltiger Schock für Lilo, die ihr Leben da wieder aufnehmen und fortsetzen wollte, wo sie es vor ein paar Wochen verlassen hatte, und feststellen musste, es ist unmöglich. Wir mussten ungeheuer viel hinzulernen.

Der Umgang miteinander war dadurch, dass sie wieder zu Hause war, nicht einfacher geworden. Fehlreaktionen und Missverständnisse auf beiden Seiten waren an der Tagesordnung und unvermeidbar vorprogrammiert. Ich war ständig in Unruhe, sie könnte sich bei ihren abenteuerlichen Versuchen, sich nützlich zu machen und etwas neu erlernen zu wollen, verletzen. Dazu kamen sprachliche Probleme. Sobald sie aufgeregt wurde, suchte sie nicht mehr nach Worten oder Möglichkeiten, sich schriftlich verständlich zu machen. Sie verfiel wieder in ihre sprachlichen Anfänge. Ihr aufgeregtes *jaffe, jaffe, taffeta* brachte uns jedoch nicht aus der augenblicklichen Situation. Darüber hinaus endeten alle Fehlschläge in erschütternden Weinkrämpfen.

Wir kamen zu der Erkenntnis: Dass Lilo aus dem Krankenhaus entlassen worden war, bedeutete nur, dass sie nicht mehr klinisch betreut werden musste. Nicht mehr und nicht weniger. Nur unsere bewährte Gemeinsamkeit konnte uns bei der Bewältigung der nun anstehenden Probleme des täglichen Lebens hilfreich sein. Lilo konnte nicht sprechen und ich nicht sicher sein, dass sie alles richtig verstand, was ich ihr sagte. Es war niemand in unserer Verwandtschaft, den ich hätte um Rat fragen können. Wir kamen überein, alle Tätigkeiten gemeinsam zu verrichten, bis sie wieder in der Lage sein würde, diese selbstständig auszuführen. Lilos Worte: »Es wird immer besser« sollten dabei unsere Losung sein. Wir nahmen uns vor, uns über Fehlschläge nicht mehr aufzuregen. Das Ergebnis war wie bei den meisten guten Vorsätzen: Manchmal klappte es, manchmal nicht. Wir lernten viel dazu, vor allem über uns selber und den Umgang miteinander.

Der erste gemeinsame Lebensmitteleinkauf verlief in etwa so, wie Mütter es täglich erleben, die mit kleinen Kindern Einkäufe machen. Alles, was schön und bunt verpackt war, wollte Lilo haben. Dass sie Dinge auch anders sah, als sie waren, merkte ich erst, als wir wieder zu Hause waren. Wir hatten unter anderem einen Blumenkohl gekauft. Als sie den aus dem Einkaufskorb nahm, gefiel er ihr so gut, dass sie die große Tulpenvase holte, den Blumenkohl da hinein und auf den Wohnzimmertisch stellte. Was sollte ich machen? Sollte ich sie aufklären? Sollte ich das Gemüse heimlich und still im Gemüsekorb verschwinden lassen? Ich entschloss mich zur Heimlichkeit bei dunkler Nacht, weil ich mich nicht traute, ihr die Freude an dem schönen Gewächs bei Tageslicht zu verderben.

Der nächste Schock ließ nicht lange auf sich warten. Am nächsten Vormittag hatte sie mich mit Vehemenz aus der Küche verbannt, trotz der gemeinsamen Absprache. »Ich aa-leiinne.« Ich hörte sie hantieren, konnte sie aber nicht sehen, weil sie die Durchreiche geschlossen hatte. Angst, dass sie sich verletzen könnte – und zugegebenermaßen auch Neugier – ließen mich die Verbannung aus der Küche nach einer nicht allzu langen Zeitspanne einfach außer Kraft setzen. Eine Herdplatte des Elektroherdes war glühend rot. Neben der heißen Platte stand ein großer Topf, darin Kartoffeln. Nicht geschält, nicht gewaschen und, wie mir schien, mit einem großen Küchenmesser grob in Stücke gehackt. In dem Topf war kein Wasser.

Nein! Ich konnte sie nicht alleine in der Küche hantieren lassen. Sie musste das einsehen, ob sie wollte oder nicht. Sie schien sich keines Fehlers bewusst zu sein. Außer einem todtraurigen Blick keine Reaktion. Noch mehrmals versuchte ich, ihr die Gefahr begreiflich zu machen, in die sie sich brachte. Als sie mich endlich verstanden hatte, lief sie »Scheiße, Scheiße, Scheiße« schreiend aus der Küche, ins Schlafzimmer und warf sich weinend auf ihr Bett. Zeit und gute Worte waren nötig, sie zu beruhigen und ihr Mut zu machen. Sie hatte sich so sehr darauf gefreut, endlich wieder ihren Haushalt und besonders das Kochen, das sie so liebte, übernehmen zu können.

Es ging nicht anders. Ich musste darauf bestehen, dass sie sich auch und besonders in ihrer geliebten Küche von mir helfen ließ, bis sie wieder imstande sein würde, dort ohne Gefahr alleine hantieren zu können. Bis dahin verging allerdings noch viel, viel Zeit, und es flossen noch Tränenbäche. Einige Male mussten arge Verletzungen, Schnittwunden und Verbrennungen ärztlich versorgt werden.

Ihr war auch jede Kenntnis von Zahlen abhanden gekommen. Das galt logischerweise auch für Mengen – eine Prise Salz oder Zucker zum Beispiel. Die Eichstriche an Messbechern oder der Waage konnte sie nicht deuten. An Ihren Reaktionen konnte ich erkennen, dass sie merkte, was ihr alles abhanden gekommen war durch die Krankheit. Würde es uns beiden gelingen, all diese Fähigkeiten

KOHL

ROBENKOHL

BROKKOLI

TOMATE

SPARGEL
ZWIEBEL

BOHNEN

ERSBEN
ARTISCHO~~TE~~ CKE

~~BL~~
SONNEN BLUMEN

~~KNALB~~

~~KOI~~ KNOBLOCH
PARIKE
PAPRIKA

DARM

FÜTTERN

VERDAUEN

VERSTEHEN

~~LILO~~ LISELOTTE

Liselotte
le

wieder zu aktivieren? Wer würde, wer konnte uns dabei helfen? Wieviel würde von ihrer körperlichen Behinderung zurückbleiben und dadurch all unsere Bemühungen zunichte machen?

Mir unterliefen immer wieder gravierende Fehler bei dem Bemühen, ihr helfen zu wollen. Einer dieser Fehler war, dass ich ihr Worte vorsagte, wenn ich zu wissen glaubte, was sie sagen wollte. Das machte ich oft, wenn ich ihre vergeblichen Anstrengungen bei der Wortfindung oder Aussprache sah. Diese Not in ihrem Gesicht tat mir weh. Diese Hilflosigkeit, wenn die Zunge nicht dahin wollte, wohin sie musste, um ein Wort auszusprechen. Wenn sie einen Finger nahm, um die Zunge zu ertasten und an die richtige Stelle im Mund zu bringen. Besondere Schwierigkeiten machten ihr die Buchstaben H, L, K und S.

Zu unserer großen Freude war durch unser tägliches Üben ihr Schriftbild erheblich besser geworden. Jede ihrer täglichen Verrichtungen brachte sie vorher oder nachher zu Papier. Die kleine Tafel war unser ständiger Begleiter. Sie war dabei, wenn wir in die Stadt gingen, zu Bekannten oder in den Wald. Immer wurde geübt, alles wurde aufgeschrieben. Im Wald gab es einen Waldweg, einen Wassergraben, es gab Brennesseln, Holunder, eine Wiese, Huflattich und viele andere Dinge, die sie alle einmal gekannt hatte und nun benennen musste.

Kamen wir nach Hause, wurde erst eine kleine Erholungspause gemacht. Danach wiederholten wir alles, was wir auf unserem Spaziergang gesehen und erlebt hatten, und sie schrieb es auf.

Unsere Tage waren anstrengend, aber sie machten Lilo froh und brachten sie weiter. Ihre anfängliche Angst vor allen Dingen und Verrichtungen des täglichen Lebens ließ allmählich nach. Sie hatte herausgefunden, dass Hektik alles nur noch schlimmer machte. Es war im Grunde genau so, wie es im Krankenhaus gewesen war. Nur war die Beanspruchung durch die Vielfalt der Erlebnisse und Anforderungen erheblich größer geworden. Oft, sehr oft weinte sie sich den Kummer einfach von der Seele. Was blieb ihr auch anderes übrig? In solchen untröstlichen Momenten dachte ich daran, was Frau Dr. L. gesagt hatte: »Weinen ist in diesem Zustand der einzige Balsam für die Seele.«

❧

Am Samstag gab der Männer-Gesangsverein, dem ich angehöre, ein Konzert, das wir besuchten. Ich sang nicht mit, weil ich die Proben wegen Lilos Krankheit nicht besucht hatte. Zunächst hatte Lilo Angst vor den vielen Menschen im Saal. Wir suchten uns einen Platz bei den Familien unserer Chorgemeinschaft, mit dem Rücken zur Wand und in der Nähe des Ausganges. Das gab ihr eine gewisse Sicherheit. Das Verständnis, das ihr die Menschen in unserer Umgebung entgegenbrachten, ließ ihre anfängliche Angst schnell schwinden. Besonders die Frauen unserer Chorgemeinschaft machten ihr Mut und stärkten ihr Selbstvertrauen. Etwas mehr als zwei Stunden hatte Lilo ausgehalten. Nach der Pause war sie so erschöpft, dass wir nach Hause fahren mussten.

Ihr verfügbarer Wortschatz war noch sehr klein, ihre Aussprache meist unverständlich. Trotzdem: Durch die eifrige Benutzung der kleinen Tafel, die von allen für sehr praktisch und hilfreich befunden wurde, konnten wir diesen Abend als Erfolg verbuchen. Niemand versuchte ihre Behinderung zu übersehen, aber alle machten ihr Mut für die Zukunft. Besonders die Frauen waren es, die sie in die Gespräche mit einbezogen und geduldig auf eine Antwort warteten, gleich, ob gesprochen oder geschrieben.

Ich macht eine interessante Beobachtung. Dieser ›positive Stress‹ schien einen guten Einfluss auf Lilos Wortfindung zu haben, zumindest in der ersten Zeit. Später merkte ich, dass sie müde wurde, dass ihr die Buchstaben nicht mehr gelangen und sie überfordert war.

Der Tag nach dem Konzert war ein Sonntag. Nach dem Frühstück schrieb Lilo auf, was sie kochen wollte, was sie dazu benötigte und wie die Arbeitsabläufe sein sollten. Die Verrichtungen unternahmen wir gemeinsam.

Auf der Aphasie-Station

Der siebenwöchige, bereits terminierte Aufenthalt Lilos in der Aphasie- Station des Klinikums rückte allmählich näher. Erstaunlich, wie gelassen Lilo diesem erneuten Aufenthalt im Krankenhaus entgegensah. Sie selber setzte all ihre Hoffnung in die von Fachpersonal geleitete Schulung, die sie dort erwarten würde. Alles, was wir bisher unternommen hatten, auch wenn es zum Erfolg geführt hatte, war ja Marke Eigenbau, ohne besseres Wissen, aber mit viel gutem Willen und der Hoffnung, das Richtige getan zu haben.

Frau Dr. L. hatte uns gesagt, dass die ersten zwei Jahre nach einem Schlaganfall entscheidend für die Wiedererlangung der Sprache seien. Wir wollten keine Zeit versäumen. Durch meine Anwesenheit bei den ersten logopädischen Unterweisungen hatte ich minimale Kenntnisse gesammelt, die mir meine Hilfestellung etwas leichter gemacht hatten. Zum Beispiel die Stellung der Zunge bei der Aussprache der Buchstaben und Wörter. Normalerweise braucht niemand über den Gebrauch seiner Zunge nachzudenken. Für Lilo und andere Menschen, die nach einem Gehirnschlag an einer Aphasie, einer Sprachstörung, leiden, war das aber von größter Wichtigkeit, um wieder sprechen zu lernen.

❧

Am 14. Oktober fuhren wir ins Klinikum und meldeten uns auf der Aphasie-Station. Einige Mitarbeiter des Professor Dr. H., der diese Station leitete, hatte Lilo bereits kennengelernt. Es waren sehr nette, offene Menschen, die mit Begeisterung über ihren Beruf sprachen, ohne euphorisch zu wirken. Es gab auf dieser Station Patienten, die schon zum zweiten und dritten Mal an einer solchen Maßnahme teilnahmen. Mit diesem Hinweis sollte uns wohl verdeutlicht werden, dass hier keine Wunder vollbracht werden konnten. Wieder einmal Krankenzimmer voller Hoffnungen. Frauen und Männer unterschiedlicher Altersgruppen und Grade an körperlichen Behinderungen waren hier. Alle hatten Sprachverlust, und bei allen war der Auslöser dafür ein Gehirnschlag gewesen. In dieser Station waren alle in ständiger ärztlicher Obhut mit optimaler pflegerischer Betreuung. Logopädischer Unterricht, Krankengymnastik, Gruppentherapie und Freizeitgestaltung würden einander während des Klinikaufenthaltes abwechseln.

Ich besuchte Lilo täglich in den Abendstunden. An den Wochenenden durfte sie nach Hause, weil sie keine stationäre Pflege in Anspruch nehmen musste. Für uns war das sehr angenehm.

In dieser Station waren die unterschiedlichsten Schicksale anzutreffen. Ganz junge Menschen, denen durch einen Gehirnschlag die Zukunft zerstört worden war. Ein junger Mann war einen Tag vor seinem Staatsexamen durch einen Gehirnschlag stumm und taub geworden. Eine der Frauen war bereits zum zweiten Mal hier. Sie hatte noch Sprachstörungen, aber sie konnte sich schon wieder recht verständlich äußern. Ihre rechte Seite war gelähmt, und nun sollte sie während ihres Aufenthaltes mit der linken Hand schreiben lernen.

Ich habe es bedauert, nicht am logopädischen Unterricht teilnehmen zu können. Zu gerne hätte ich gewusst, wie dieser Unterricht gestaltet wurde. Wenigstens Grundbegriffe hätte ich gerne erfahren, um Lilo helfen zu können, wenn sie wieder nach Hause kommen würde. Aber alles, was ich in Erfahrung bringen konnte, war, dass viele Tränen geflossen sind und sehr viel Kraft gebraucht wurde, um dahin zu kommen, wo sie am Ende der Schulung stand. Sie war erheblich vorangebracht worden, sowohl körperlich wie auch sprachlich.

Zwei ganz schwarze Tage hatte sie in diesen Wochen. Bereits am dritten Tag ihres Aufenthaltes wurden ihr der Ehering und ein kleiner Brillantring, ein Geschenk ihrer Arbeitskolleginnen zu einem Dienstjubiläum, von einer Mitbewohnerin gestohlen. Den zweiten schwarzen Tag erlebte sie gegen Ende ihres Aufenthaltes. Patienten, die einen Führerschein besaßen, hatten die Möglichkeit, sich einer Fahrprüfung zu unterziehen, um so ihre Fahrtüchtigkeit unter Beweis zu stellen. Sie machte von diesem Angebot Gebrauch. Leider fiel sie durch die Prüfung. Das war ein schwerer Schlag für sie. Sie sah darin eine Bestätigung ihrer Minderwertigkeit, und es war unglaublich schwierig, ihr das auszureden. Sie wollte nicht einsehen, dass es für ihre persönliche Sicherheit und die anderer Verkehrsteilnehmer besser war, wenn sie die Prüfung in einem Jahr noch einmal wiederholte. Sie fühlte sich benachteiligt und ungerecht behandelt. »Viel schlechter«, schrieb sie auf ihre Tafel und wies auf Mitpatienten, deren körperliche Behinderung für jedermann sichtbar erheblicher war als ihre. »Viel schl, schleechter,« quälte sie sich unter Tränen und wollte keinen Trost gelten lassen. Sie wies auf sich, sagte »ich« und schrieb auf die Tafel: *ZU DUMM FÜR AUTO*. Ich konnte sie nicht beruhigen. »Da, da, da, alle fahren«, sagte sie.

Ich ging zu dem Arzt, der bei der Prüfung mitgefahren war, und erkundigte mich, ob Lilo zu Recht traurig war. Sie war es natürlich nicht. Der Arzt verstand Lilos Kummer, konnte aber auf Grund ihrer Fahrweise nicht anders entscheiden. Die Krankheit war noch zu frisch. Noch war sie ein Risiko für sich und andere Verkehrsteilnehmer. Die anderen Patienten waren schon zum zweiten und dritten Mal in einer solchen Reha-Maßnahme, gesundheitlich viel weiter als Lilo oder von der Krankheit weit weniger betroffen als sie. Der

Arzt gab sich viel Mühe, Lilo die beträchtlichen Unterschiede plausibel zu machen, und es gelang ihm. Sie zog mit dem Finger einen Kreis in der Luft, sagte: »Ich ein ... dann wieder.«

❧

Zum Abschluss des siebenwöchigen Aufenthaltes bei Dr. H. wurden die Angehörigen der Patienten eingeladen und zwei Tage therapiert. Patienten, Angehörige und Betreuungspersonal saßen um einen großen Tisch herum. Die Patienten schilderten, so gut sie es vermochten, mit Gesten, Wortfetzen und Wortgebilden sowie der Unterstützung der betreuenden Logopäden oder Angehörigen ihren Leidensweg von Beginn an. Dieses Vorstellen der Patienten war absolut erschütternd. In Tränen der Verzweiflung und des Schmerzes erstickte Wortfetzen rangen sie sich ab. Einige gerieten in regelrechte Weinkrämpfe und waren nicht in der Lage, über sich zu berichten. Zu tief saß die Erschütterung und wollte trotz aller Hilfestellung der Betreuenden nicht aus den Patienten heraus. Es war unmöglich, von all diesen Schicksalen nicht tief ergriffen zu werden. Niemand, der an dieser Sitzung teilgenommen hatte, blieb davon unberührt.

Keine Patientin, kein Patient konnte begreifen, warum ausgerechnet sie/er ein solch grausames Schicksal erleiden musste. Was mich auch sehr betroffen gemacht hatte, war, dass viele junge Menschen um den Tisch herum saßen, die ihr ganzes Leben noch vor sich hatten und gezeichnet waren durch diese grausame Krankheit.

Verglichen mit den hier anwesenden anderen Patientinnen und Patienten musste ich feststellen, dass Lilo viel Glück im Unglück gehabt hatte. Patentlösungen oder gar Wunder, das hatte ich schon festgestellt, wurden hier nicht angeboten. Jeder musste seinen eigenen mehr oder weniger langen, in jedem Fall aber äußerst beschwerlichen Weg gehen. Bei vielen war nicht unbedingt eine Heilung in Aussicht, vielleicht aber eine Besserung.

Es fand auch eine Aussprache ausschließlich für Angehörige statt, bei der einige Schwierigkeiten im täglichen Umgang mit unseren Betroffenen angesprochen wurden. Über all den guten Ratschlägen stand die Anweisung, Geduld, Geduld und viel Einfühlungsvermögen in unsere Patienten zu investieren. Alle Teilnehmer erhielten ein Merkblatt über Aphasie, in dem uns die Krankheit und ihre Auswirkungen auf die Betroffenen in verständlicher Weise erläutert und die wichtigsten Verhaltensweisen Aphasikern gegenüber an die Hand gegeben wurden.

Diese zwei Tage in der Obhut des von Dr. H. und seiner Crew waren überaus wichtig für mich. Lilo urteilte so über die hinter ihr liegenden sieben Wochen: »Gutt, gutt, es wiird immmeer besser, aaber laangsaam, noch viiel Zeit.«

Das Suchen der Wörter

Am Samstag, den 30. November, wurde sie entlassen. Wir machten uns ein schönes ruhiges Wochenende mit einem Stadtbummel am Sonntag, einem Essen beim Chinesen und einem gemütlichen Fernsehabend.

Es war mir geglückt, für Lilo logopädischen Unterricht in einer entsprechenden Praxis ganz in unserer Nähe dauerhaft vereinbaren zu können. Die erste Unterrichtsstunde begann schon am 5.12. um elf Uhr. In der zweiten Dezemberwoche erhielten wir ein Angebot, das wir unmöglich ausschlagen konnten. Die Lehranstalt für Logopädie im Klinikum Aachen bot uns zusätzliche, kostenlose Unterrichtsstunden an. Die Basis für diese unschätzbare Offerte waren Studentinnen in der Endphase ihres Studiums. Etwa alle sieben Wochen wechselten deshalb die Logopädinnen, die Lilo im Klinikum unterrichteten, da sie nach dieser Zeit die entsprechende Prüfung abgelegt hatten.

SPASZIEREN

WALD
WALDWG
WALDWEG

T
NASS
WIESE
BÄUME
STRÄUCHER
BRENNESSEL
BLUMEN

HOLE
HOLD HOLUNDER
BIRKEN
BUCHEN
EICHEL
EICHE
WALD
WALDHÜTTE

VG
VOGELHAUS

TANNEN
TANNENWALD

HAHAN
HAHN
HUHN
FRAU IM HUNDEN

BANK

GA
GRABEN
B
WASSER
WA
W
WÄSS
WASSER
GRABEN

BROCOLI

BRI
L
KARTOFFEL
SCHWEIN
P BRAFL
KÄSO
SOSSE
S
KALBS
FL
L FL
FILET

Meine anfängliche Besorgnis, Lilo würde sich überfordern, schwand, als ich ihre Begeisterung und ihren Leistungswillen bemerkte. Natürlich gab es manchmal Erschöpfungszustände. An solchen Tagen sagte ich den Unterricht ab; die Logopädinnen hatte dafür Verständnis. Lilo übte und lernte mitunter den ganzen Tag. Ihr Schriftbild bestand immer noch aus Blockbuchstaben, die aber schon wesentlich leserlicher geworden waren. Sprachlich gab es immer noch Buchstaben und Buchstabenkombinationen, die ihr nicht gelingen wollten. An ganze Sätze war noch nicht zu denken. Trotzdem zeichneten sich deutliche Fortschritte ab.

Geduld, Geduld. Schließlich war sie eine Aphasikerin. Als ich das Wort zum ersten Mal im Krankenhaus hörte, wollte ich mich in einem Lexikon informieren und las dort: »Aphasie, durch örtlich begrenzte Gehirnerkrankung entstandener Verlust des Sprachvermögens oder Sprachverständnisses.« Das war dieser furchtbare Zustand in wenigen Worten. Nichts über all das, was ich bisher berichtet habe. Nichts über die Not und die Ängste der Patienten und die Hilflosigkeit der Angehörigen.

Die »Merkblätter«, die wir in der Aphasie-Station erhalten hatten, waren wesentlich aufschlussreicher. Eines sind Aphasiker mit Sicherheit nicht – wenn auch Außenstehende dies manchmal mit wenig Feingefühl zum Ausdruck brachten: Sie sind nicht geistig behindert. Sie können trotz ihrer Sprachstörungen Situationen richtig erfassen und logische Folgerungen daraus ziehen. Ihnen fehlen die Wörter, sich richtig auszudrücken, und die Fähigkeit, diese Wörter richtig auszusprechen. Manchmal sagte Lilo etwas völlig Unverständliches immer und immer wieder und war verzweifelt, weil ich sie nicht verstand. Lesen, Buchstabieren, Schreiben machten ihr Schwierigkeiten. Sie hatte kein Verständnis mehr für Zahlen. Sie konnte sich nicht mehr spontan äußern, wenn sie angesprochen wurde. In dem Merkblättern las ich: »Sie haben all ihre Kenntnisse nicht verloren, sie können sie nur nicht so brauchen, wie es nötig wäre.« Es dauert alles viel länger als früher.

In den ersten Wochen nach dem Schlaganfall hatte ich den Eindruck, dass Lilo uns verstand, aber keinen eigenen Gedanken dazu bilden konnte. In dieser Zeit war sie völlig abhängig von unseren Initiativen, die sie willig annahm, weil sie uns erkannte und wusste, dass wir ihr nichts Böses wollten. Ab der dritten Woche hatte ich den Eindruck, dass sie jedes Wort verstand und gedanklich überprüfte, ob sie das von ihr Geforderte wollte oder nicht. Entsprechend reagierte sie mit Bestimmtheit. Manchmal verstand sie nicht alles oder nicht richtig. Dann halfen meistens Wiederholungen oder Zeichnungen weiter. Nach ihrem Aufenthalt in der Aphasie-Station merkte sie immer häufiger, wenn sie ein Wort falsch aussprach, und fragte mündlich oder schriftlich nach dem richtigen Wort.

Zahlen schreiben, ihren Wert benennen und rechnen war für sie unmöglich. Ich hatte eine Uhr gebastelt. Es dauerte vierzehn Tage, bis sie in der Lage war, Uhrzeiten abzulesen und auszusprechen. Aber das war noch lange keine Garantie, von ihr die genaue Uhrzeit gesagt zu bekommen. Ein Beispiel: Die Uhr zeigte viertel vor drei. Lilo sagte: »Vier Uhr fünf«. Warum? Sie hatte die richtigen Zahlen in ihrem Kopf nicht präsent gehabt, glaubte aber die richtigen genannt zu haben.

So ging es auch an schlechten Tagen mit anderen Worten und Begriffen. So konnte aus einem Kopfkissen ein Koffer werden. So nahm sie auch den ›Kopfkissenkoffer‹ in die Hand, um mir zu beweisen, dass meine Ohren sich getäuscht hatten. Eine schwierige Situation! Ihr Gehirn gab ihr heute einfach keine Kopfkissen. Morgen vielleicht, aber heute nicht.

Sie war oft sehr niedergeschlagen. Sie bemerkte die Erfolge nicht, und es ging ihr alles zu langsam. Die Fragen, die sie immer wieder stellte, waren: *warum* und *wann*?

Beruflich war dieser Zustand natürlich das absolute Aus. Sie wusste das und war todunglücklich darüber. Für mich war es bedrückend, ihr keinen besseren Trost geben zu können, als ihr immer wieder die Menschen in Erinnerung zu bringen, die nicht so viel Glück im Unglück gehabt hatten.

Die Logopädinnen bemerkten jede Gefühlsschwankung bei ihr und reagierten sehr einfühlsam darauf. An › schlechten Tagen ‹ gestalteten sie den Unterricht völlig anders oder brachen ihn ab. Sie gaben uns den Rat, den wir schon einmal erhalten hatten: spazierengehen, ausspannen, das tun, was Lilo Freude machte und sie von ihrem Problem ein wenig ablenkte. Manchmal verkrampfte ich mich in meiner Angst um Lilo und in meiner Unwissenheit und vergaß so die erhaltenen Ratschläge. Dabei war die Wirkung meist verblüffend. Ein wenig Mozart – wenn man ihn mag, oder auch andere entspannende Musik –, ein Gläschen Wein bei Kerzenschein, ein leckeres Essen machen zwar kein Vergessen, zeigen aber, dass das Leben immer noch lebenswert ist. Dass man verpflichtet ist, jede Chance zu nutzen.

Im Laufe der Zeit – damit meine ich den Zeitraum von Jahren – wurden diese depressiven Phasen durch Fortschritte, durch Erfolgserlebnisse immer mehr verdrängt. Lilos Optimismus wurde immer stärker, je mehr sie ihre Sprache wiederfand.

Als Lilo aus dem Krankenhaus zurück war, bot meine Schwester an, bei uns zu wohnen und uns zu helfen. Ein Angebot, das von Herzen kam. Besonders da sie in England lebt und selber einen Vier-Personen-Haushalt zu versorgen hat, war diese Hilfsbereitschaft doppelt hoch zu bewerten. Wir haben uns aber entschlossen, Hilfe nur im äußersten Notfall anzunehmen. Ob das eine kluge Entscheidung war oder nicht, konnte zu diesem Zeitpunkt niemand voraussagen. Mir war es wichtiger, dass Lilo aus eigener Kraft und durch die Hilfe der von uns in Anspruch genommenen Fachleute wieder in ihr Leben zurückfand. Sie sollte stolz auf den

KOCHEN AM SONNTAG

SCHWEINEBRATEN

~~PFEISS~~ SAHNE

PFEFFER

~~SALZ~~

SALZ

FETT

WÄSSER

ZWIEBEL

ZWIEBEL

KARTOFFEL

SCHÄLEN

SCHEI

SCHNEIDEN

GEWASCHEN

GESALZEN

T T L

TOPF

GEKOCHT

BÖHNE

BÖHNCHEN

BÖHNCHEN

SALZ

PL PFEFFER

SR SAN

SAHN

eigenen Erfolg sein können. Sei es, dass sie in der Küche wieder ihrer Leidenschaft würde frönen können, sei es, dass ihr Sprech- und Schreibübungen wieder gelangen oder andere Dinge, die ihr wichtig waren.

Aber da war noch etwas, was mich zur Ablehnung der unmittelbaren, zu nahen Hilfe von außen veranlasste. Ich musste ja auch lernen, mit der neuen Situation umzugehen. Musste lernen, Lilos Leid zu ertragen, mitzutragen, ohne ihr spontan helfen zu können. Musste zusehen lernen, wenn ihr immer und immer wieder Dinge misslangen. Wenn die gelähmte Hand ihr den Dienst versagte und Porzellan und andere Haushaltsgegenstände am Boden zerschellten. Wenn Buchstaben zu unleserlichen Krakeleien gerieten. Musste lernen, relativ hilflos zuzusehen und zuzuhören und trotz all der Misserfolge Trost und Hoffnung zu geben. Selbst den kleinsten Erfolg sofort zu merken und ihr bewusst zu machen.

Es gab aber noch einen weiteren Grund, und der sei auch nicht verschwiegen. Wenn bei mir ab und zu das Nervenkostüm einen Riss bekam, wenn ich restlos überfordert war, dann erlebte das nur meine Frau und sonst niemand. Wir beide kannten uns lange genug und konnten uns in diesen Situationen gegenseitig trösten und wieder aufrichten. Es gibt ihn nicht, den Supermenschen, der mit allem fertig wird, ohne seine Gefühle zu strapazieren.

❧

Das Jahr ging dem Ende zu, aber eine Überraschung stand uns noch ins Haus. Mein Bruder und meine Schwägerin, die auch in England leben, wollten nach dreißig Jahren noch einmal einen Jahreswechsel in Aachen erleben. Sie kamen schon vor Weihnachten. Informationen über Lilo aus eigener Anschauung zu erhalten, wird wohl die Triebfeder gewesen sein. Meine lieben Geschwister im fernen England haben mir die positiven Berichte

KOCHEN AM SONNTAG

SCHWEINEBRATEN
PFEFFER
SALZ
FETT
WASSER
~~ZWIEBLEN~~
ZWIEBEL
KARTOFFEL
SCHÄLEN
SCHNEIDEN
GEWASCHEN
GESALZEN
TOPF
GEKOCHT
BÖHNCHEN
SAHNE
PFEFFER
SALZ

wohl nicht immer geglaubt und wollten nun an Ort und Stelle in Erfahrung bringen, wo, wie und ob sie helfen konnten.

Lilo sah noch sehr zerbrechlich aus. Die Verständigung verlief auf den drei Ebenen Sprache, Schreiben auf der Tafel und Gesten.

Wir hatten eine sehr schöne Zeit miteinander, machten Ausflüge in die Eifel und Spaziergänge in die Stadt. Beruhigt stellten sie fest, dass wir mit unserer ›neuen Zukunft‹ sehr gut fertig wurden, und reisten Anfang Januar wieder ab.

❧

Das neue Jahr begann nicht so gut, wie die vielen Neujahrswünsche es uns gegönnt hatten. Am 4. Januar musste ich mit sehr starken Nierenschmerzen in ein Krankenhaus. Diesmal nutzte ich alle Vorteile, die mir das Krankenhaus in Eschweiler bot.

Lilo konnte in dieser Zeit bei ihrer Schwester leben, die in Eschweiler wohnte. Sie war also nicht alleine für den Fall, dass es ihr nicht gut ging. Unser Hausarzt, zu dem wir ohnehin täglich mussten, hatte seine Praxis dort. Und der letzte große Vorteil war, dass ein Sohn der Schwägerin Arzt in der Urologischen Abteilung des Krankenhauses war. Nach vier Tagen war ich meine schmerzhaften Juwelen los und konnte zum nächsten Wochenende entlassen werden.

Die Sorge umeinander

Am 13. Januar begann für uns wieder der ›Medizinische Kalender‹. Der Tagesablauf war nun leider vorrangig von Arztbesuchen, medizinischen und therapeutischen Maßnahmen bestimmt. Für mich bedeutete das: Lilo überall hinbringen, warten, mit Ärzten und Therapeuten reden, Lilo loben, trösten, Mut machen. In den langen Wartezeiten schrieb ich weiter über die Krankheit und den Heilungsverlauf. Wir konnten nicht wissen, was die Zukunft uns noch aufbürden würde. Die bisher erzielten Erfolge müssen ausreichen, den Optimismus immer wieder neu zu beflügeln.

Die Wochentage waren randvoll mit den schon erwähnten Terminen. Die Hauptmahlzeit musste deshalb auf den Abend verlegt werden. Lilo brauchte mittags dringend etwas Ruhe, um die Nachmittagstermine gut überstehen zu können. Bei der Zubereitung der Mahlzeiten entwickelte sie trotz ihrer Behinderungen mehr und mehr ihre alte Fertigkeit. Weil dabei ihre rechte Hand sehr stark gefordert wurde, wurde sie allmählich kräftiger und beweglicher.

Für uns hatte ein ganz neues und ungewohntes Leben begonnen. Wir mussten unser Leben völlig umgestalten. Ursprünglich hatten wir für unsere Zukunft natürlich ganz andere Pläne gemacht. Alles war anders geworden.

Eine neue Einfühlsamkeit ist in dieser Zeit entstanden. Ein Gefühl, über dass zu wenig oder gar nicht nachgedacht wird, so lange das Leben normal verläuft. Erst in der Anormalität rückte mir die tiefere Bedeutung des Wortes ins Bewusstsein.

Gewohnheiten, längst zur Selbstverständlichkeit geworden, müssen plötzlich aufgegeben werden. Es bedeutet auch, den eigenen Egoismus und eigene Empfindlichkeiten hintenan zu stellen. Beide Partner müssen eine ganz andere, ganz neue Art der Gemeinsamkeit finden.

Der Schlaganfall hatte aus Lilo einen völlig anderen Menschen gemacht. Die neue Art zu leben ist nach meiner Erfahrung sehr stark von der Angst um den Partner geprägt. Ich hatte zum Beispiel große Angst davor, dass meine stark angegriffene Gesundheit dazu führen könnte, Lilo plötzlich alleine und hilflos zurücklassen zu müssen. Mit der Zeit war mir bewusst geworden, dass wir uns gegenseitig regelrecht belauerten. X-mal am Tag wurde die Frage gestellt: »Alles in Ordnung?« Oder, wie Lilo es immer machte: Sie sah mir ins Gesicht und fragte: »Gutt? Gutt? Alles Gutt?« Die Angst um den anderen wurden wir nicht mehr los. Selbst in der Nacht wachte ich mehrere Male auf und lauschte, ob ich Lilo atmen hörte. War das nicht der Fall, legte ich meine

Hand vorsichtig auf ihren Körper und ertastete ihre Atembewegungen.

Diese Aufzeichnungen sollen keine neue Version von Hiobs Klage sein. Sie sollen anderen Menschen, die Gleiches durchleben, eine Hilfe sein. Das Leben ist immer noch lebenswert. Es ist nur grundsätzlich anders geworden, als wir es geplant hatten.

Wir hatten Lebensversicherungen abgeschlossen, deren Auszahlungssummen uns das Rentenalter verschönern und erleichtern sollten. Wir können diese Verträge nicht mehr erfüllen. Es fehlt die Gesundheit, der Beruf und damit das Geld, die Beiträge zu bezahlen. Die Berufsunfähigkeits-Klausel stellt uns zwar beitragsfrei, das anvisierte Sparziel kann aber nicht erreicht werden. Die zu erwartende Arbeitsunfähigkeitsrente wird wegen der fehlenden Beitragsjahre auch erheblich geringer sein als die normalerweise zu erreichende Altersrente.

Der Bezug des Krankengeldes hat auch einen Pferdefuß. Die 78 Wochen Krankengeld-Anspruch gelten vom ersten Tag der Erkrankung und nicht erst ab dem Tag, an dem die Lohnfortzahlung aufhört. Das kann zur Folge haben, dass man plötzlich und unerwartet ohne Geld dasteht. Wer gesund ist, glaubt, das soziale Netz würde ihn schon auffangen. Ein Netz besteht aber aus Maschen, und die halten nur dann, wenn sie eng genug geknüpft sind. Wie eine Spinne in ihrem Netz müssen Betroffene rennen und jede Masche, die halten soll, selber knüpfen. Leistungen des sozialen Netzes erhält man nur auf Antrag. Wer nicht rennen, reden und schreiben kann, allein stehend und ohne fremde, sachkundige Hilfe ist, der fällt durch die Maschen.

Die Unterschriften, die ich für Lilo – die ja nicht schreiben konnte – leisten musste, bedurften einer besonderen Beglaubigung. Die zu erwirken kam einem Springturnier der S-Klasse gleich. Der Amtsschimmel ist eben nicht besonders wendig, gar nicht willig und überhaupt nicht rittig. Man muss ihn, um den Parcours erfolgreich zu überwinden, mit vielen Beglaubigungen und zeitraubend zu beschaffenden ärztlichen Gutachten füttern. Man muss ihn unablässig streicheln, ihm freundlich und liebevoll zureden, sonst pariert er nicht. Ein lautes, ärgerliches oder gar falsches Wort, und er lässt uns den Parcours zu Fuß noch einmal wiederholen. Eine äußerst störrische und uneinsichtige Spezies, dieser Amtsschimmel.

Gottlob gibt es in den Paragraphenmausoleen auch ›Irrläufer‹, die noch nicht genau wissen, wie sie als gute Paragraphenreiter über die Hürden der Amtszeit an ihre Pension gelangen. Diesen Menschen auf einem schwierigen Parcours zu begegnen ist eine wahre Wohltat. Freundlich, aufgeschlossen, hilfsbereit und noch nicht durch die Kandare der Paragraphen und Vorschriften verdorben, können sie auch einen S-Parcours zu einem durchaus passablen Ereignis werden lassen.

Es gibt auch ›Hilfsstellen‹, die, wenn überhaupt, wie eine Geheimloge arbeiten. So bat ich den Pförtner einer solchen Loge, nachdem ich längere Zeit unangesprochen vor seinem geschlossenen Logenfenster gestanden hatte, um ein Formular. Anscheinend verärgert über die Störung seiner wichtigen Tätigkeit händigte er mir die gewünschten Formulare unfreundlich und wortlos aus. Weil ich noch weitere Unterlagen von anderen Dienststellen besorgen und ausfüllen musste, vergingen drei Tage, bevor ich demselben Mann wieder gegenüber stand. Es kam mir aber vor, als ob ich diesen Menschen gar nicht verlassen hätte. Er ging der gleichen wichtigen Beschäftigung nach wie vor drei Tagen. Er ließ mich, genau wie vor drei Tagen, trotzdem er mich sah, vor seiner erlauchten Loge stehen und führte sein Kollegengespräch in aller Ruhe zu Ende. Aber auch danach, als der Kollege den Raum längst verlassen hatte, war ich noch nicht würdig, von dero Gnaden beachtet zu werden.

Wie geht man mit solchen Ignoranten um? Ich wandte mich dem verschlossenen Eingang zu – trotz Öffnungszeit der Geheimloge – und rappelte unsanft an der Türe. Durch das kleine Fenster in meinem Rücken erklang ein ungehaltenes: »Ja! Bitte!?« Ich drehte mich um. Noch ehe ich etwas sagen konnte, bellte der Logeninsasse: »Sind Sie bestellt oder vorgeladen!?« – »Nein!«, bellte ich zurück.

»Dann können Sie da auch nicht rein! – Was wollen Sie?«

»Die Versorgungsantrags-Formulare abgeben.« – »Geben Sie her!« Ich gab sie her. Fenster zu, Antrag weg, mein Ärger nicht.

Vierzehn Tage später erhielt ich eine Bestätigung über den Eingang meines Antrages mit der Bitte um Verständnis, von fernmündlichen Anfragen abzusehen. Gleichzeitig aber die Zusage einer Zwischennachricht, wenn es länger dauern sollte. Das Datum dieses Schreibens war der 26. September 1991. Am 12. Februar 1992 wurde dem Antrag entsprochen.

Führerschein und andere Sorgen

Lilo machte gute Fortschritte. Mir fiel auf, dass in ihren Schreibübungen immer häufiger Buchstaben, manchmal auch ganze Wörter auftauchten, die ihrer alten Handschrift sehr ähnlich waren. Auch sprachlich verbesserte sie sich, aber es ging ihr zu langsam. Alles, was sie bisher mühsam wieder erlernt hatte, war ihr zu wenig.

Die Menschen in unserem Umfeld lernten sehr schnell, mit Lilos Behinderung umzugehen. Sie sahen auch die Fortschritte, die sie durch ihr unermüdliches Üben erzielte.

An einem Freitagabend im Januar kam ich von der Chorprobe nach Hause. Lilo war schon zu Bett gegangen. Die vielen beschriebenen Arbeitsblätter auf dem Wohnzimmertisch zeigten mir, dass sie während meiner Abwesenheit geübt hatte. Ich sah mir

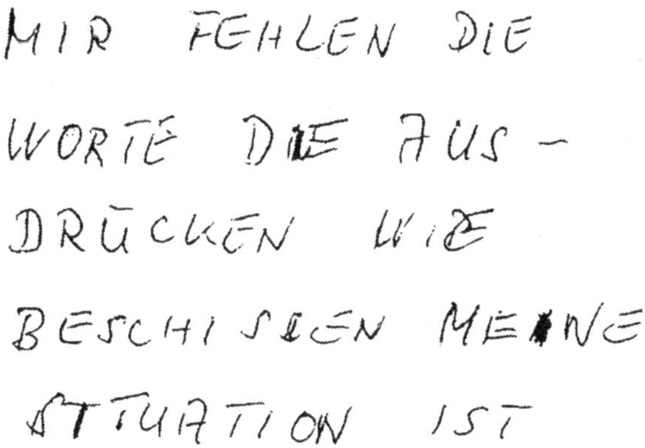
MIR FEHLEN DIE
WORTE DIE AUS-
DRÜCKEN WIE
BESCHISSEN MEINE
SITUATION IST

die Schreibübungen an, wie ich das immer machte, um Fortschritte auszumachen. Ein kleines Blatt musste ihr unbemerkt zu Boden gefallen sein. Ich fand es, hob es auf und las ihre ganze Not, die sie in Blockbuchstaben auf den Zettel geschrieben hatte. *MIR FEHLEN DIE WORTE DIE AUSDRÜCKEN WIE BESCHISSEN MEINE SITUATION IST.*

Ich nahm den Zettel an mich und verwahrte ihn. War er überhaupt für mich bestimmt? War es noch zu früh, sie abends alleine zu lassen? Musste ich mir Vorwürfe machen?

Am nächsten Morgen fragte ich sie während des Frühstücks, ob sie lieber mit zur Chorprobe fahren würde?

»Nein, nein, gutt, gutt, alles gutt! Ich habe belernen ... lernen ... gelernen ... Scheiße! Ich ... habe ... geeleernt. Dann müde, dann Bett.« Sie wusste, dass sie hätte mitfahren können wenn sie das gewollt hätte. Sie wusste auch, dass ich zu Hause geblieben wäre, wenn sie es gewünscht hätte.

❧

Anfang März 1992 wollte das Straßenverkehrsamt Lilos Führerschein einziehen. Begründung: Sie sei infolge eines Gehirnschlages nicht mehr in der Lage, ein Kraftfahrzeug zu führen. Wir waren anderer Meinung und händigten den Führerschein nicht aus. Lilo hatte bereits einige Fahrstunden mit einem Fahrlehrer absolviert, und der war der Meinung, dass sie sehr wohl in der Lage sei, ein Fahrzeug sicher zu steuern.

In Lilos Namen erhob ich Einspruch und verlangte eine Fahrprüfung, um ihre Fähigkeiten unter Beweis zu stellen. Einige Tage nachdem ich den Einspruch per Einschreiben abgeschickt hatte, rief ich bei der Behörde an, um meinen Einspruch zu erläutern.

Oh weh! Ich hatte dem Amtsschimmel die Sporen gegeben, und das gleich zwei Mal hintereinander. Die Dame verdeutlichte mir, dass ich auf Grund von Paragraph xy überhaupt nichts zu verlangen hätte. Ich könnte höflichst um etwas bitten und abwarten, ob mir das Erbetene gewährt würde. Zweitens ließe sich der Amtsschimmel von mir nicht unter Zeitdruck setzen. O-Ton: »Je mehr Telefonate ich beantworte, um so länger dauert die Bearbeitung. Und außerdem geben wir am Telefon absolut keine Auskunft.«

Stimmt. Ich hatte es nicht beachtet. Streicheln und knutschen, aber um Himmelswillen keine Sporen. Niemals Sporen bei einem Amtsschimmel!

❧

Am 23. März meldete sich das Straßenverkehrsamt:

»1. bestehen Bedenken hinsichtlich Ihrer Eignung als Kraftfahrzeugführer.

2. Wir benötigen das Gutachten von ihrem Hausarzt.

3. Wir benötigen ein Gutachten einer medizinisch-psychologischen Untersuchung.

4. Eine Einverständniserklärung bis zum 13. April 1992.«

DIE FRAU SCHREIBT DEN BRIEF

SIE FALTET DEN BRIEF ZUSAMMEN

DANACH SCHIEBT DIE FRAU DEN BRIEF
IN DEN UMSCHLAG

REICHHALTIGES

SIE LECKT DIE GUMMIERUNG AB
UND KLEBT DEN UMSCHLAG ZU

DIE FRAU SCHREIBT DIE ADRESSE AUF
DEN BRIEF

DIE FRAU LECKT DIE BRIEFMARKE AB

DANACH KLEBT SIE DIE BRIEFMARKE
AUF
GEGENSTAND

SO

DIE FRAU GEHT MIT DEM BRIEF ZUM
BRIEFKASTEN UND WIRFT DEN BRIEF
IN DEN KASTEN

AUTOBAHN ROULETTE

WIE
SCHWER

PUNKT

FIXERT AB

SIE

DAS IST NICHT MEIN WETTER

Vorschrift ist Vorschrift. Hier ging es ja nicht nur um Lilos eigene Sicherheit. Der Termin der medizinisch-psychologischen Untersuchung war auf den 29. Juni festgesetzt. Lilo hatte also noch reichlich Zeit für weitere Fahrstunden.

Es gab noch viel Ärger und Aufregungen im Zusammenhang mit der Fahrerlaubnis. Ich hatte dem Amtsschimmel die Sporen gegeben, und der rächte sich; versuchte es jedenfalls.

Die Spezialuntersuchung beim Straßenverkehrsamt war auf morgens acht Uhr angesetzt. Das Personal der Untersuchungsstelle war sehr freundlich, besonders die Ärztin, die Lilo in Empfang nahm. Ich musste im Warteraum bleiben. Lilo war während der Prüfung ganz auf sich alleine gestellt. Ich glaube, ich war aufgeregter als sie, wusste ich doch, wieviel ihr der Führerschein bedeutete. Auch psychologisch gesehen würde die Fahrerlaubnis ein gewaltiger Schritt in Richtung neue Zukunft sein. Als Lilo endlich wieder in den Warteraum kam, war ihr die Anstrengung deutlich anzusehen. Gesicht und Ohren waren hochrot. Ich sah sie an. Sie zog die Schultern hoch und sagte: „Ich ... meine gutt. Waarten Doktor.« Nach einer kleinen Weile holte die Ärztin uns beide in einen Untersuchungsraum.

Sie maß Lilos Blutdruckwerte, die sie durchaus passabel fand, und eröffnete uns: »Wir haben keinerlei Bedenken gegen das Führen eines Kraftfahrzeuges. Das letzte Wort hat aber immer noch das Straßenverkehrsamt, das höchstwahrscheinlich auf einer Fahrprüfung bestehen wird.« Die Nervenprobe war also noch nicht zu Ende. Wir warteten auf einen Termin zur Ablegung einer Fahrprobe.

Monate vergingen. Nichts. Kein Schreiben, kein Termin. Ich wollte den Amtsschimmel nicht schon wieder aufwecken, um nicht von vornherein unter seine Hufe zu geraten. Lilo wurde von Woche zu Woche unruhiger. Ich beruhigte sie mit dem, was ich glaubte: »Wenn die sich nicht melden, wird alles in Ordnung sein.« Den Führerschein hatte ihr niemand abgenommen, und so fuhr sie unser Auto, wann immer sie wollte.

Am 6. Oktober flatterte uns eine Ordnungsverfügung des Straßenverkehrsamtes ins Haus, mit der ihr die Fahrerlaubnis entzogen wurde. Begründung: Sie sei nicht gewillt, bei der Ausräumung der Bedenken hinsichtlich ihrer Kraftfahreignung mitzuwirken. Dies ergebe sich daraus, dass das medizinisch-psychologische Gutachten bisher nicht vorgelegt worden sei. Hieraus ergebe sich offensichtlich, dass sie nicht gewillt sei, bei der Ausräumung der Bedenken bezüglich ihrer Kraftfahreignung mitzuwirken; sie lasse damit die erforderliche Einsicht vermissen, dass die Sicherheit des Straßenverkehrs ihren eigenen Belangen vorzugehen habe. Hierin sei wiederum ein derart erheblicher Charaktermangel zu sehen, dass sich die Antragstellerin als ungeeignet zum Führen von Kraftfahrzeugen im öffentlichen Straßenverkehr erwiesen habe.

Ich konnte nicht glauben, was ich da las. Lilos Reaktion auf das, was ich ihr vorgelesen hatte, war ungläubiges Staunen. Dann wurde sie wütend. In diesem Zustand hinderte sie die Aphasie daran, das, was sie wütend machte, auszudrücken. »Scheiße! Scheiße! Scheiße!«, schrie sie mit hochrotem Kopf. Ihre Wut war verständlich. Wir hatten alles getan, was man uns aufgetragen hatte. Auch alle Gebühren waren bezahlt. Wir waren uns keiner Unterlassung bewusst.

Dass alle unsere Bemühungen und finanziellen Opfer vergeblich gewesen sein sollten, wollte ich nicht hinnehmen. Um keinen Fehler zu machen, den ich hinterher zu bereuen gehabt hätte, konsultierten Lilo und ich einen Rechtsanwalt.

Nach etlichen Schriftwechseln, die dieser Anwalt mit dem Straßenverkehrsamt geführt hatte, erhielten wir am 13. November einen Termin zur Ablegung einer Fahrprobe. Das Urteil des Sachverständigen ergab: »In der durchgeführten Fahrprobe bewies Frau Clahsen, dass keine Bedenken für das Führen von Kraftfahrzeugen im öffentlichen Straßenverkehr bestehen.«

War das eine Freude, die sich bei Lilo Luft machte! Sie war so glücklich, dass sie zuerst den Sachverständigen umarmte, dann den Fahrlehrer und dann erst mich.

Wir waren also zufrieden. Nicht zufrieden war das Straßenverkehrsamt. Der Amtsschimmel schlug noch bis März 1993 wie wild aus. Erreicht hatte er nichts. Unser Glück war, dass wir eine Rechtsschutzversicherung hatten. Aus eigenen Mitteln hätten wir diesen Prozess nicht finanzieren können.

Wäre Lilo als Aphasiekranke alleine gewesen, sie hätte sich niemals erfolgreich wehren können. Allein stehende behinderte Menschen brauchen auf jeden Fall Organisationen oder ehrenamtlich tätige Menschen, die ihnen helfen. Beim Umgang mit Behörden sowieso: Amtsdeutsch und die Fragen auf den auszufüllenden Formularen haben mitunter sehr viel Ähnlichkeit mit einem Kreuzworträtsel.

Der Ärger mit dem Führerschein war Lilo furchtbar an die Nerven gegangen. Jetzt, wo der Stress endgültig vorbei war, brach sie nachts im Badezimmer zusammen. Alles vorbei, alles umsonst. Die ganze Hoffnung, die Arbeit und Mühe, die wir gemeinsam auf uns genommen hatten. Diese Gedanken schossen mir durch den Kopf, als ich sie dort auf dem Boden liegen sah. Die Bewusstlosigkeit dauerte nur ganz kurze Zeit. Als sie die Augen geöffnet hatte, bat ich sie, Arme und Beine zu bewegen. Es gelang ihr ohne Schwierigkeiten. Sprechen konnte sie auch. Ich kleidete uns beide notdürftig an und brachte sie mit unserem Auto ins Klinikum. In der Notaufnahme begann wieder das zeitraubende Zeremoniell der tausend Fragen, der Blutabnahme, der serologischen und neurologischen Untersuchungen. Uns fiel ein Stein vom Herzen, als alle Ergebnisse endlich vorlagen und der Arzt uns sagte, dass Lilo mit Sicherheit keinen erneuten Gehirnschlag erlitten hatte. Sie litt

SPAREN – ICH SPARE AUF EINEN FERNSEHER

SPUR – ICH FOLGE DEN SPUREN

SPÜLEN – ICH SPÜLE DAS GESCHIRR

SPOREN – DER REITER GIBT DEM ~~PF~~ PFERD DIE SPOREN

SPRUDEL – MÖCHTEST DU WASSER ODER SPRUDEL

SPIEL – DAS KIND SPIELT MIT DEM BALL

SPORT – FAHRRAD FAHREN IST EIN SCHÖNER SPORT

SPOTT – DIE MÄNNER SPÖTTELN ÜBER DIE FRAUEN

SPATEN – ICH GRABE MIT DEM SPATEN EIN LOCH

SPAZIEREN – DIE FAMILIE GEHT SPAZIEREN

unter akutem Eisenmangel, gegen den sie Tabletten erhielt. In den frühen Morgenstunden durften wir nach Hause fahren.

Worte in Schubladen

Im April und Mai standen einige Konzerte unseres Männergesangvereines an – für Lilo eine willkommene Abwechslung. Außerdem erhielt sie von den Frauen und Bekannten der Sänger die Bestätigung, dass sie Fortschritte gemacht hatte. Sie hatten sich daran gewöhnt, dass die Unterhaltung mit Lilo über zwei Ebenen lief und etwas Geduld erforderte. Das Verständnis, das ihr entgegengebracht wurde, trug sehr zur Stärkung ihres Selbstvertrauens bei. Sie war schon erheblich selbstständiger geworden.

Trotzdem gab es immer noch erhebliche Komplikationen. Vom Verstand her wusste sie genau, was sie sagen wollte, fand aber manchmal die erforderlichen Worte nicht. Manchmal fand sie die Worte, konnte sie aber nicht aussprechen. Ein Beispiel: Lilo wollte Gästen Kaffee anbieten. Sie konnte aber das ›K‹ , das ganz hinten im Rachenraum gebildet wird, nicht aussprechen. Deshalb schrieb sie das Wort *Kaffee* auf ihre Tafel, zeigte sie den Gästen und ergänzte ihre Frage nach deren Kaffeewunsch, indem sie jeden fragte »du, du?« Was hätte sie anders tun sollen? Die Worte, die sie brauchte, versteckten sich immer in Schubladen, die sie erst finden musste. Das gelang nicht immer. Ihre Art, sich verständlich zu machen, erinnerte mich daran, wie ich mich im Ausland verhielt, wenn ich die Sprache nicht beherrschte. Mit eindeutigen Gesten und ein paar Worten der Landessprache hatte ich mir immer helfen können, manchmal sind dabei auch Papier und Bleistift zum Einsatz gekommen.

Worte zu finden war die eine Schwierigkeit für Lilo. Sie richtig zu transportieren war eine andere. Sie wollte *Uhr* sagen oder *Uhrzeit*. Jedenfalls etwas, was mit der Uhr zu tun hatte. Sie zeigte mit dem behinderten Arm auf die Uhr und sagte: »Hand«. Sie sah mich an und sagte etwas spitz: »Hand!« Ich verstand immer noch nicht, was sie mir sagen wollte. Während ich überlegte, ob sie die

Schr – schw

SCHWARZ – ICH HABE SCHWARZE SCHUHE

SCHWÜLE – ES IST SCHWÜL

SCHWÖREN – ICH HABE GESCHWOREN

SCHWARZWALD – WIR SIND IN DEN SCHWARZWALD GEFAHREN

SCHRÄG – DIE WÄNDE SIND SCHRÄG

SCHRILL – DAS KIND HAT EINE SCHRILL STIMME.

SCHRUBBER – ICH WISCHE DEN BODEN MIT EINEM SCHRUBBER

SCHREBERGARTEN – ICH BIN IM SCHREBERGARTEN

SCHREIBEN – WAS HILFT MIR MICH AUS ZU DRÜCKEN — SCHREIBEN

SCHWAFELN –

DU GEHST MIR AUF DEN GEIST MIT DEINEN GESCHWAFELN

Uhrzeit wissen wollte oder ob mit ihrer Armbanduhr etwas nicht in Ordnung war, schrie sie wütend: »Hand! Scheiße! Hand!«

Solche Szenen gab es immer dann, wenn das Ausgesprochene mit dem Gedanklichen nicht übereinstimmte. Wir standen beide erst am Anfang der neuen Zukunft, und Lilo hatte es ungleich

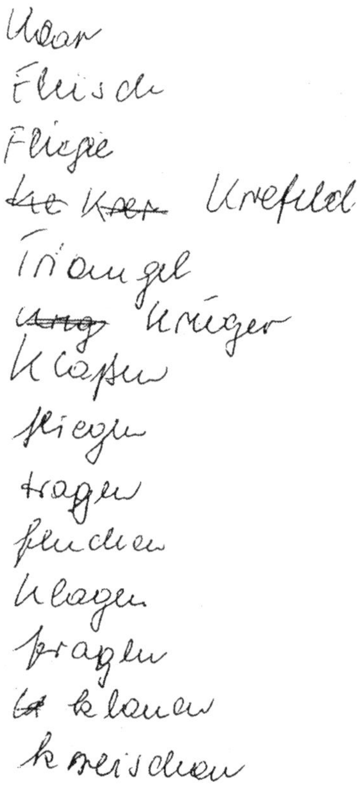

schwerer als ich. Ich konnte mir ein Bild davon machen, wie ihr zumute sein musste, wenn sie nicht verstanden wurde, obwohl sie glaubte, sich klar ausgedrückt zu haben.

Vom 3. bis 5. Juni musste Lilo für einige Tage ins Klinikum, um eine Angiografie machen zu lassen, deren Ergebnis als zufriedenstellend bewertet wurde. Das Marcumar wurde abgesetzt. Dadurch entfielen die Quickwertuntersuchungen, und wir erhielten mehr Bewegungsfreiheit. Von nun an konnten wir ohne Sorge einige Tage verreisen, vorausgesetzt unsere Haustigerin wurde versorgt und erhielt ihre täglichen Streicheleinheiten.

Im Juli machten wir zum ersten Mal davon Gebrauch und fuhren zu Wochenendausflügen an die Nordsee. Die Sonne und der frische Seewind versetzten Lilo in Euphorie. Sie schrieb auf ihre Tafel: *Ich nicht mehr gewusst wie schön das ist.*

Im August fuhren wir nach Reckendorf, nahe bei Bamberg. Dort wohnte eine Schulfreundin von ihr. Beide hatten sich jahrelang nicht mehr gesehen. Mit Wort und Schrift und vielen Gesten tauschten die beiden Frauen ihre Erlebnisse der vergangenen Jahre aus. Gemeinsam machten wir Ausflüge in die Umgebung, besichtigten Sehenswürdigkeiten in Bamberg und ließen es uns gut gehen. Nur einmal, bei unserer Ankunft, sagte sie den sonst obligatorischen Satz: »Ich kann nicht sprechen«.

Und noch etwas Seltsames bemerkte ich während dieser vier Tage. Wenn sie nach bestimmten Wörtern suchte, sie nicht fand oder nicht aussprechen konnte, sagte sie sie mitunter in englisch oder französisch, und das geschah ohne Sprachschwierigkeiten. Wir fanden das höchst eigenartig.

Solche Ausbrüche aus unserem stressigen Alltag waren Balsam für uns. Gymnastische Übungen, die sie ohne therapeutische Hilfe ausüben konnte, machten wir natürlich auch unterwegs.

Lilos Sprachbehinderung bestand nicht nur im Fehlen der Wörter. Oft wollten ihr Buchstaben weder einzeln noch in Kombination mit anderen über die Lippen. Mal waren es Rachenlaute, mal Laute, die vorne im Mund gebildet werden. Wenn ihr zum Beispiel das ch in dem Wort Dach nicht gelang, oder sie es wie ein ck aussprach, suchte ich ähnliche Wörter wie Wachmann, Fachmann, Fach, Dach, die ich sie nachsprechen ließ. Dadurch löste sich die Fixierung auf die Aussprache. So machten wir es natürlich auch bei anderen Buchstabenkombinationen. Fst war so eine, die nur sehr schwer über ihre Zunge wollte. Hier halfen Wörter wie: Frühstück, Hanfseil, Hanfstengel. Aufstand, aufstehen.

Not macht bekanntlich erfinderisch. Wir erfanden eine ganze Menge in solchen Situationen, um über den entstehenden Frust hinwegzukommen. Was würden Mitmenschen über jemanden denken, der auf der Straße umherläuft und vor sich hinbrabbelt: »schwi, schwa, schwo, schwuz« oder »mala, malu, mate« oder »zama, ziza, zuza?« Die Menschen würden sagen: »Den hat's erwischt.« Ich würde niemandem verübeln, so zu denken. Und trotzdem würde ich jedem Aphasiker raten, mit solchen Sprachübungen – egal wo sie/er sich befindet – die Sprachfertigkeit zu schulen.

Das alles liest sich sehr einfach und einleuchtend. Aber es gab Tage, an denen waren die Ergebnisse aller Bemühungen schlichtweg niederschmetternd für Lilo. Hatten wir aber beide den Tag mit dem falschen Fuß erwischt, dann waren gegenseitige Fehleinschätzungen, Missverständnisse, Misserfolge und unendlich viele Tränen das Resultat physischer Erschöpfung.

So einen Tag kann man nicht einfach abbrechen und auch nicht unerlebt werden lassen. Ein solcher Tag war auch mit ›Mozart bei Kerzenschein‹ nicht zu retten. Dann brauchten wir fremde Hilfe. Wir ›überfielen‹ einfach die Familie. Am geeignetsten war die Schwester von Lilo. Sie ist durch ihren Beruf schon so manchen Kummer gewohnt und deshalb in der Lage, sehr schnell die richtige Ablenkung zu finden. Wenn sie ihre ›Daily News‹ zum besten gab, war der eigene Kummer schnell vergessen. Sie schien zu fühlen, dass wir, um das Tief zu vertreiben, leichte Kost brauchten, um das seelische Gleichgewicht wiederzufinden. Ihr sei Dank dafür, denn es gab in diesen schweren Zeiten nicht nur einen solchen Tag.

❧

Im September gönnten wir uns wieder eine Entspannung von unseren täglichen Pflichten und Nöten und fuhren eine Woche nach Rothenburg ob der Tauber. Zu dieser romantischen Stadt hatten wir seit vielen Jahren ein ganz besonderes Verhältnis. Sie war weit weg von alltäglichen Verpflichtungen und bot uns zu jeder Jahreszeit reichlich Entspannung durch erholsame Spaziergänge, Besichtigungen, Konzerte, Theateraufführungen, zahlreiche historische Stadtfeste, kulinarische Genüsse und sehr gute Weine und Biere. Wir verbrachten mehrmals im Jahr Wochenendurlaube in den Mauern dieser Stadt. Weil wir vom ersten Mal an im gleichen Haus logierten, hatten wir auch ein freundschaftliches Verhältnis zu unseren Wirtsleuten.

Wir waren seit Mai 1991 nicht mehr in Rothenburg gewesen. Ich hatte die Wirtsleute aber über Lilos Schicksal informiert. Sie kannten auch Menschen, die einen Gehirnschlag erlitten hatten, und waren sehr erfreut über Lilos Besserung. Nach dem ersten Rundgang, als wir die Schönheit und Heimeligkeit der Stadt wieder in uns aufgenommen hatten, als wir mit unseren Wirtsleuten bei einem Schoppen guten Weines zusammensaßen, sagte Lilo ganz andächtig: »Ich habe viel Glück gehabt.« Sie sagte es langsam, aber ohne allzu große Mühe.

Am nächsten Tag reiste mein Bruder mit seiner Frau, der Schwägerin und dem Schwager an. Wir verbrachten sehr schöne und abwechslungsreiche Tage miteinander, bevor wir wieder nach Hause fuhren. Mein Bruder blieb mit seinen Leuten noch einige Tage, während uns der Alltag mit Arztbesuchen, Massagen, Gymnastik und logopädischem Unterricht wieder eingeholt hatte.

Behördliche Hindernisse

Lilo hatte eine der bei Behörden so beliebten ›Sie haben sich am ... einzufinden‹ -Einladungen bekommen. Eine vertrauensärztliche Dienststelle war von der Krankenkasse beauftragt worden, festzustellen, ob weiterhin Arbeitsunfähigkeit bestand. Die Gutachten des Hausarztes und der Professoren des Klinikums reichten offenbar nicht aus, eine Entscheidung treffen zu können. Am 30. September hatte sie sich nüchtern um acht Uhr in der Dienststelle einzufinden. Wir waren im Februar schon einmal dort gewesen. Damals sollte eine Reha-Maßnahme in Marmagen durchgeführt werden. Weil Lilo aber ständig therapiert wurde und im Oktober noch einmal eine Spezialtherapie bei Professor Dr. H. in der Aphasiestation des Klinikums geplant und auch bestätigt war, nahm die Behörde damals Abstand von einer Unterbringung in Marmagen. Wir waren froh über diese Entscheidung; Lilo konnte so in ihrer gewohnten Umgebung bleiben. Außerdem sparte diese

Entscheidung der Krankenkasse eine Menge Geld für die Unterbringung.

Der 30. September schien kein guter Tag zu werden. An der Anmeldung der vertrauensärztlichen Dienststelle herrschte bereits Gewitterstimmung beim Personal. Die gegenseitigen Schuldzuweisungen wurden recht laut ausgetragen. Unseren Gruß wollte niemand hören und erwidern. Stattdessen wurde ich angeranzt: »Warum kommt Ihre Frau nicht her, um sich anzumelden? Sie sind nicht herbestellt, Sie haben hier nichts zu suchen.« Acht Uhr morgens. Ich war auch noch nüchtern geblieben, weil ich dachte: Nach der Untersuchung, die ja bestimmt nicht lange dauern wird, gehen wir in ein nettes Café und frühstücken dort. Auf nüchternen Magen so dummdreist angegangen zu werden, war schon eine Zumutung. Sollte ich der aufgeblasenen Ziege gleich übers Maul fahren, oder sollte ich erst einmal versuchen, sie etwas zu beschwichtigen?

Meinen Ärger unterdrückend, sagte ich ruhig, aber bestimmt: »Meine Frau hatte einen Schlaganfall. Sie sitzt im Wartezimmer. Hier sind die Unterlagen, die ich mitbringen sollte.« Sie nahm mir den Hefter, in den ich alle Unterlagen eingeheftet hatte, ohne ein weiteres Wort ab und ließ mich stehen. Ich ging zurück zu meiner Frau. Wir waren allem Anschein nach wieder an eine typische Behörde geraten. Für etwas Freundlichkeit war bei den Menschen dieser Besoldungsgruppe vermutlich keine Dienstanweisung geschrieben worden.

❧

Die Zeit verging. Bis zehn Uhr geschah nichts; nur der Warteraum hatte sich immer mehr gefüllt. Uns knurrte der Magen. Auf der Vorladung – das Wort stand in der Überschrift – las ich: »Sie haben pünktlich und nüchtern zu erscheinen.« Diese sinnlose Warterei empfand ich als Zumutung, ließ noch eine halbe Stunde verstreichen, ging zur Anmeldung und sagte dem unfreundlichen Wesen: »Wir gehen jetzt frühstücken und kommen danach wieder zurück. Es ist eine Zumutung, uns nüchtern hierher zu bestellen und so lange sitzen zu lassen. Ich werde ...«

Sie unterbrach mich. »Sie gehen in den Warteraum und sonst nirgendwo hin. Wenn Sie sich entfernen, haben Sie die Folgen selbst zu verantworten. Dass Ihre Frau nüchtern zu sein hat, hat schon seinen Grund.« Sie ließ mich stehen und verließ den Raum.

Sollten wir bleiben oder sollten wir gehen? Uns plagte der Hunger. Wir einigten uns darauf, zu gehen und die eventuellen Folgen mit dem Beistand eines Rechtsanwaltes auszutragen.

Wir hatten den Ausgang noch nicht erreicht, als Lilo aufgerufen wurde. Wir kehrten um und gingen zu dem Raum, der uns über den Lautsprecher genannt worden war. Die Dame, die uns in Empfang nahm, wollte mich bei der Untersuchung nicht dabei haben und versuchte, Lilo am Arm mit sich fort zu ziehen. Aufgeregt sperrte Lilo sich und regte sich so sehr auf, dass ihr Gesicht hochrot wurde und sie kein Wort herausbrachte.

Verärgert gab die Dame ihre nutzlosen Versuche auf, ging in einen vor uns liegenden Raum und kam nach wenigen Sekunden in Begleitung einer anderen Dame wieder. Ohne Zeit mit einer persönlichen Vorstellung oder gar Begrüßung zu verlieren, blaffte sie mich an: »Was soll ich mit Ihnen? Glauben Sie, ich sei nicht in der Lage, Ihre Frau alleine zu untersuchen?«

Ich blieb ruhig. Ich wollte ihr erklären, dass ich ihr nur helfen wollte, wie ich es bei anderen Ärzten auch tat. Fragen beantworten, wozu Lilo wegen ihrer Behinderung nicht in der Lage gewesen ist. Fragen nach Daten, behandelnden Ärzten, Medikamenten, bisherigen und geplanten Therapien. Ich kam erst gar nicht zu Wort. Weil sie mich weiterhin anblaffte, stellte ich meine Ohren auf Durchzug. Gegenreden machte keinen Sinn, sie saß schließlich am längeren Hebel. Ich kämpfte meine hungrige Grantigkeit nieder, weil ich

Lilo helfen und nicht schaden wollte. Ihr Auftreten war herrschsüchtig. Sie duldete keine Widerrede und schon gar keine – wie sie sich ausdrückte – unqualifizierten Erklärungen. Hier hatte nur sie das Sagen und sonst niemand. Und so ein Niemand stand ihrer Meinung nach gerade vor ihr und erhielt eine kostenlose Lehrstunde in Kompetenz. Ihr Gesicht betrachtend, die Falten um Augen und Mundwinkel, fragte ich mich, ob diese Frau wohl noch lächeln oder Mitgefühl äußern konnte. Sie sah hart und unzufrieden aus. Sie war ungezogen und unhöflich. Eigentlich konnte mir ihr schlechtes Benehmen gleichgültig sein. Ich gefiel ihr nicht, gut – sie gefiel mir auch nicht. Das kommt vor. Aber hier ging es nicht um mich, hier ging es um Lilo. Mochte sie reden, was sie wollte, ich folgte in den Untersuchungsraum. Als sie mich sah, schüttelte sie mehrmals den Kopf, wies auf einen Stuhl und sagte: »Setzen Sie sich da hin!« Ihr Tonfall war unverwechselbar der gleiche, wie er auf Hundeübungsplätzen angewandt wird.

Ich nahm mir vor, nur auf direkt an mich gerichtete Fragen zu antworten. »Wo sind Ihre Unterlagen?«, fragte sie Lilo, und die versuchte vergeblich zu antworten. Sie war zu aufgeregt, und ich wusste, es würde Stunden dauern, bis sie wieder normal reagieren würde. Diese Ärztin hatte zu viel falsch gemacht.

Sie suchte irgendwelche Unterlagen in dem Ordner, den ich mitgebracht hatte, fragte Lilo nach Unterlagen, die wir nicht hatten, nach Medikamenten, die sie einnehmen musste. Lilo war zu aufgeregt. Nichts gelang ihr. Sie zitterte vor Verzweiflung. Ihr Gesicht wurde hochrot, und sie griff sich mit beiden Händen an den Kopf.

»Na, na, na«, sagte die Ärztin in scharfem Ton, griff ihr Blutdruck-Messgerät und eilte zu Lilo. Das Ergebnis muss wohl so hoch gewesen sein, dass sie Lilo aufforderte, sich auf die Untersuchungsliege zu legen und sich zu entspannen.

Ich war nicht mehr grantig, ich war wütend. Mussten wir uns eine solche Ungezogenheit gefallen lassen? Sehr gereizt sagte ich:

»Wenn Sie mir die Fragen stellen, wird es für uns alle einfacher und befriedigender. Das hat Ihr Kollege bei der letzten Untersuchung auch so gemacht, und wir sind ohne Stress bestens zurechtgekommen.«

Der Blick, den sie mir schenkte, war keine Liebeserklärung. »Herr ... äh « – sie schaute in den Unterlagen nach, als ob sie meinen Namen nicht gewusst hätte, und dann erfolgte die zweite Lektion dieses Tages. »Herr Clahsen, ich bin nicht mein Kollege, und Sie sind nicht mein Patient! Haben wir uns verstanden?« Ich antwortete im gleichen Ton: »Wir haben uns vom ersten Augenblick an verstanden, und daran wird sich auch nichts ändern.«

Ich finde, dass wissenschaftliche Sachlichkeit und Kompetenz durch ein paar freundliche Worte und Gesten keinen Schaden nehmen. Ich finde ein Benehmen wie das dieser Ärztin unanständig und beschämend. Außerdem bringt es solchen Institutionen keine Sympathie ein. Es geht ja nachweislich auch ganz anders. Warum mussten wir um zwölf Uhr noch nüchtern sein? Es ist keine Blut- oder Urinuntersuchung gemacht worden. Es war unnötig, eine Patientin so in Unruhe zu versetzen. Es war völlig überflüssig, eine Untersuchung anzusetzen, ohne im Besitz der dazu notwendigen Krankenunterlagen zu sein. Was sollte also diese absolut unerfreuliche Vorstellung?

Die Ärztin hatte uns alleine in dem Raum gelassen, und ich hatte mich neben Lilo gesetzt, um sie zu beruhigen. Nach etwa zehn Minuten kam sie zurück, machte noch einige neurologische Untersuchungen, dann war der Ärger endlich ausgestanden. Um 12.15 Uhr verließen wir das Haus.

Wir waren nur wenige Schritte von dem Untersuchungsamt entfernt, als Lilo stehen blieb. Ihre Knie zitterten so sehr, dass ich sie in die Arme nehmen und festhalten musste. »Nicht gut«, sagte sie, »nein, niicht guut! Seehr böse Frau! Ich viel Angst gehabt. Sehr viel Angst!«

Der Hunger übertönte unseren Ärger. In unserer schönen Altstadt braucht niemand lange zu laufen, um eine gepflegte Gaststätte mit origineller Speisekarte zu finden. Und ein gefüllter Magen würde die böse Welt bestimmt wieder besser aussehen lassen. Nach Sauerkraut mit ›Öscher Kaviar‹ (gebratener Blutwurst) und Kartoffelpüree kamen wir aber doch wieder auf das leidige Thema zurück. Lilo war seit ihrer Krankheit sehr sensibel geworden. Bei so schockierenden Umgangsformen, wie sie uns heute vormittag präsentiert worden waren, war ihr Nervenkostüm nicht so leicht wieder ins Gleichgewicht zu bringen. »Böse Frau«, sagte sie. »Nicht gutt für mich. Warum so böse?«

»Denke nicht andauernd an diese Frau, du kannst sie nicht ändern«, sagte ich, und um sie zu beruhigen, fuhr ich fort: » Sie sollte feststellen, ob du dem Arbeitsmarkt zur Verfügung stehst. Sie wird zu dem Schluss kommen, dass das nicht der Fall ist. Wie sie das begründet, erfahren wir ohnehin nicht. Das ist auch nicht so wichtig. Sollte das Gegenteil der Fall sein, gibt es immer noch einen Rechtsweg. Ich kann mir aber nicht vorstellen, dass wir den beschreiten müssen. Die Frau mag einen schlechten Tag gehabt haben. Mag überfordert gewesen sein. Unsympathisch war sie ohnehin. Aber dumm ist die nicht. Die handelt sich keinen Prozess ein, bei dem die Professoren, die dich behandelt und beurteilt haben, ihre Kontrahenten sein werden.«

Lilo sah ein, dass böser Wille alleine sie nicht arbeitsfähig machen konnte, so sehr sie sich auch wünschte, wieder arbeiten zu können. Wir fuhren nach Hause, und nach einigen Stunden tiefen Schlafes ›überfielen‹ wir am späten Nachmittag ihre Schwester.

Die Niederungen des Alltags

Bis Anfang November standen im Klinikum keine Logopädinnen mehr zur Verfügung. Wir hatten die Nachmittage zur freien Verfügung, was wir auch redlich ausnutzten. Es war schön, etwas mehr freie Zeit zu haben.

Lilo beteiligte sich an jeder Unterhaltung. Ihre Sprechweise war suchend und schleppend. Ihre Belastbarkeit war immer noch sehr begrenzt. Stand sie unter Druck, war sie absolut hilflos. Wir konnten nicht einmal Meinungsunterschiede miteinander austragen. Wie auch? Sie würde immer den Kürzeren ziehen. Zum Argumentieren fehlten ihr die Schlagfertigkeit und vor allem die Worte. Sie verstand alles, hätte auch vom Kopf her durchaus mithalten können, fand aber die Wörter nicht. Dann wurde sie entweder sehr aggressiv und gebrauchte Kraftausdrücke, oder sie wurde sentimental. Ich habe mir von den Logopädinnen sagen lassen, dass Aphasie-Kranke oft so reagierten.

Frühere Arbeitskolleginnen und Bekannte, die wir gelegentlich auf der Straße trafen, verhielten sich immer noch so, als ob Lilos Krankheit ansteckend wäre. Einige wechselten sogar die Straßenseite, nachdem sie Lilo lange genug angestarrt hatten.

❧

Im Dezember erhielten wir eine Vorladung zu einer neurologischen Untersuchung bei einem niedergelassenen Arzt. Die Bundesversicherungsanstalt wollte feststellen lassen, ob eine Rehabilitationsmaßnahme sinnvoll war oder nicht. Lilo hatte heillose Angst vor der Untersuchung. Ich konnte ihr versprechen, was ich wollte, sie konnte diese Angst nicht besiegen. Untersuchungen wie die letzte lassen sich nicht aus dem Gedächtnis streichen. Sie haben lange Nachwirkungen.

Jedoch waren alle Sorgen, alle Angst vergeblich gewesen. Der Arzt war verständnisvoll und sehr nett, ein praktizierender Facharzt mit Vertrauen schaffenden Eigenschaften. Als ich ihm unseren normalen Tagesablauf mit allen Arztbesuchen und Therapien aufzählte, war er der Meinung, dass eine Reha-Klinik auch nicht mehr tun könnte. Ich fand, es würde bestimmt jemanden geben, der Bett und Hilfe in einem solchen Haus dringender brauchte als Lilo. Außerdem waren die ambulanten Therapien unvergleichlich preiswerter für den Kostenträger. Für Lilo war es nutzbringender, in der gewohnten Umgebung zu leben und im eigenen Bett schlafen zu können. Dr. St. war auch dieser Meinung.

❧

Bis zum Jahresende hatten wir keine außergewöhnlichen Aufregungen. Lilos Langzeitgedächtnis war sehr gut, das Kurzzeitgedächtnis weniger. Ständig glaubte sie etwas vergessen zu haben: glaubte die Kaffeemaschine nicht ausgeschaltet zu haben, wusste nicht, wo sie ihre Brille hingelegt hatte, die sie zum Lesen brauchte. Bevor wir die Wohnung verließen, mussten alle elektrischen Geräte überprüft werden, ob sie ausgeschaltet worden waren. Es machte ihr von Tag zu Tag mehr Freude, Kochrezepte auszuprobieren und auf den Tisch zu bringen. Allein die Garzeiten machten ihr Schwierigkeiten. Sie hatte einen entsprechenden Zeitmesser, aber sie konnte diese unterschiedlichen Zeiten nicht berechnen. Die Welt der Zahlen war ihr immer noch verschlossen.

Wir hätten allen Grund gehabt, den Umständen entsprechend zufrieden zu sein. Aber wer ist schon zufrieden in einer solchen Situation?

Finanziell kamen wir so gerade über die monatlichen Runden. Wir mussten Einschränkungen hinnehmen, aber es ging. Wünsche und Träume hatten wir immer noch, jedoch ließ uns der gesundheitliche und finanzielle Zustand bescheidener werden. Viel bescheidener.

Dankbarer für das, was wir wieder erreichen konnten, wurden wir bei unseren häufigen Besuchen im Klinikum. Zwangsläufig erzählen Menschen dort von ihren Krankheiten, den Operationen, ihrem Leid und ihren Zukunftsängsten. Ich habe Menschen getroffen, die sich mit Aussichtslosigkeit abfinden mussten. Die genau wussten, dass ihnen nicht mehr geholfen werden konnte, dass sie den Rest ihres Lebens soeben begonnen hatten.

Sozialhilfe und andere Frustrationen

Zu Beginn des Jahres 1993 wollte das soziale Netz über uns herfallen, anstatt uns aufzufangen. Die erste unerfreuliche Überraschung kam am 4. Januar mit der Post. Die Krankenkasse teilte uns unter Angabe von Paragrafen und Verordnungen mit, der 29. Januar sei der letzte Tag des Krankengeldbezuges. Nach meinen Berechnungen fehlten aber noch sechs Wochen. Irren ist menschlich, dachte ich und ging zur Krankenkasse, um den Irrtum aufzuklären.

Die immer freundliche und hilfsbereite Dame vor Ort half mir. Ich hatte Anspruch auf achtundsiebzig Wochen Krankengeld, darin hatte ich recht. Die Zeit zählte aber vom ersten Tag der Erkrankung und nicht, wie ich geglaubt hatte, erst ab Beendigung der Lohnfortzahlung. Das war der Irrtum, und der lag bei mir.

Die Dame gab mir noch den Rat, schnellstens einen Rentenantrag zu stellen. Das taten wir auch. Ein Rentenberater half uns dabei. Gleichzeitig stellten wir – so hatte er uns beraten – einen Antrag auf Gewährung von Leistungen nach dem Sozialhilfegesetz. Amtsdeutsch ist furchtbar, aber wir kommen nicht umhin, die Dinge so zu benennen, wie der Gesetzgeber es verlangt.

Verständlicherweise betraten wir das Sozialamt mit gemischten Gefühlen. Für Lilo war dieser Weg eine Tortur. Niemals hätten wir geglaubt, Sozialhilfe in Anspruch nehmen zu müssen. Trotzdem alle Beamtinnen und Beamten freundlich und hilfsbereit waren, erlitt Lilo einen Weinkrampf und war auch dadurch nicht zu trösten, dass die Hilfe nur vorübergehend war und später von der Rentennachzahlung zurückbezahlt werden würde.

Weil wir unter diesen Umständen unseren schöne Wohnung nicht behalten durften – uns standen nach dem Sozialhilfegesetz keine 115 qm Wohnfläche zu –, stellten wir gleich Anträge für Mietbeihilfe und einen Wohnberechtigungsschein. Unsere Wohnung war zwar billiger als jede kleinere, die auf dem Wohnungsmarkt zu haben war. Trotzdem hätte das Sozialamt die teurere Miete bezahlt, wenn die vorgeschriebene Quadratmeterzahl eingehalten worden wäre. Zurzeit stand – zum Glück für uns – kein entsprechender Wohnraum zur Verfügung, und so blieben wir, wo wir waren. Am 1. Februar teilte das Sozialamt mit, dass das Arbeitsamt bis zur Bewilligung der Rente für Lilo zuständig sei und wir uns gleich am nächsten Morgen dort melden sollten.

Immer wieder fragte ich mich, wie ein behinderter Mensch, insbesondere jemand, der durch einen Gehirnschlag geschädigt ist und unter Aphasie leidet, all diesen Behördenkram begreifen und erledigen können soll?

Mit gemischten Gefühlen gingen wir zum Arbeitsamt. Die Dame, die uns beriet, gab sich große Mühe, mir die Zusammenhänge der einzelnen Verordnungen plausibel zu machen. Verstanden habe ich nur, was ich hier berichte. Lilo konnte, trotzdem sie nachgewiesenermaßen dem Arbeitsmarkt nicht zur Verfügung stand, einen Antrag auf Arbeitslosenunterstützung stellen und so bis zur Bewilligung der Erwerbsunfähigkeitsrente Arbeitslosengeld beziehen. Die Aussichten waren gut. Das zu erwartende Geld war wesentlich mehr als die Sozialhilfe.

Lilos Gesundheit war nicht zufriedenstellend. Sie wurde unglücklich und deprimiert. Sie begriff nicht, was die Behörden von ihr wollten. Der Bezug der Sozialhilfe war furchtbar für sie. »Ich immer arbeiten. ganzes Leben, jetzt Sozialhilfe. Krüppel. Nicht arbeiten. Noch so jung.« Sie weinte oft stundenlang und wollte durch noch mehr Logopädiestunden schneller wieder arbeitsfähig werden. Sie hatte geschwollene Beine und Füße. Der Blutdruck stieg an und war sehr unregelmäßig. Nachts schlief sie nur sehr wenig. Die Medikamente mussten umgestellt werden. Der Blutdruck normalisierte sich wieder, aber das Wasser in den Beinen und Füßen blieb. Hinzu kamen Herzjagen und Schwindelanfälle. Unser Hausarzt gab uns seine private Telefonnummer. »Für alle Fälle«, sagte er.

Lilos fünfzigsten Geburtstag am 22. Februar wollte ich mit möglichst vielen Gästen feiern. Ich hatte mir gedacht, sie würde dadurch einen positiven Schub bekommen und ihre Niedergeschlagenheit überwinden. Ich konnte bitten und betteln, so viel ich wollte – außer Judith und ihrem Freund war niemand bereit, an diesem Tag und in dieser Woche mit uns zu feiern. Das Datum fiel auf den Rosenmontag. Weil alle, die geladen waren, stark karnevalistisch engagiert sind, verlegten wir die Feier auf einen Tag nach Karneval. Restaurants hatten entweder geschlossen oder nur für Stammgäste geöffnet und nahmen keine zusätzlichen Anmeldungen an. So nahm ich die Möglichkeit wahr, die ich nach langem Suchen herausgefunden hatte, und meldete uns für den Abend des 23. Februar in einem chinesischen Restaurant an.

Lilo war in keiner guten Verfassung, freute sich aber auf den Abend zu zweit. Die Speisen waren gerade aufgetragen, als ihr

Gesicht weiß wurde und sie zusammensackte. Die Bewusstlosigkeit war nur kurz, dann sah sie mich an, konnte aber nichts sagen. Ein Gast des Restaurants half mir, sie in der Nähe des Einganges auf einen Stuhl zu setzen. Lilo sah mich aus weit geöffneten Augen an. Ihr Mund war offen, aber sie sagte keinen Ton. Es war der gleiche hilflose, fragende Blick wie zu Beginn ihrer Krankheit. Ich empfand auch die gleiche furchtbare, ohnmächtige Angst wie an jenem Tag im August.

Der Inhaber des Restaurants kam zu uns. Er hatte den Krankenwagen und den Notarzt verständigt. Menschen, die wir nicht kannten, standen um uns herum und versuchten, einen Blick auf Lilo zu werfen. Ich konnte diese unangenehme Neugier nur dadurch verhindern, dass ich mich über Lilo beugte und sie mit meinem Körper abschirmte.

Der Notarzt kam, und der Krankenwagen brachte uns ins Klinikum, wo an diesem Karnevalsdienstag hektischer Betrieb herrschte. Lilo sprach immer noch nicht, zeigte dem untersuchenden Arzt aber durch Kopfschütteln oder Nicken, dass sie ihn verstand. Natürlich gab ich Antwort, wenn das Nicken nicht ausreichte. Wieder wurde Blut abgenommen und untersucht.

Auch Lilos Krankenakte wurde herbeigeschafft, und wir mussten auf einen Neurologen warten, der weitere Untersuchungen machen sollte. In der Wartezeit rief ich unsere Tochter an. Sie war wenig später bei uns. Die Untersuchungen dauerten bis neun Uhr in der Frühe. Nach einer Kalziumspritze, die sie nach den ersten Ergebnissen der Blutuntersuchung bekommen hatte, besserte sich ihr Zustand etwas. Und als sie noch etwas später zu unserer großen Freude ihre Sprache wiederfand, waren ihre ersten Worte: »Ich bleibe nicht hier!« Wir ließen ihre Bemerkung unwidersprochen. Es standen immer noch einige Untersuchungsergebnisse aus, von denen es abhängig sein konnte, ob sie stationär aufgenommen werden musste.

Wieder verging einige Zeit, dann kam eine Krankenschwester und brachte eine Kaliumtablette mit reichlich Wasser zum Nachspülen. »Ihr Blutbild ist völlig durcheinander, Frau Clahsen, was haben Sie nur gemacht?« Lilos Kommentar dazu: »Ich bleibe nicht hier!« Langsam, suchend und undeutlich sprach sie – viel schlechter, als sie vorher gesprochen hatte. Dem Neurologen war keine definitive Antwort zu entlocken gewesen. Wieder wurde ihr Blut abgenommen und untersucht. Zwischen den einzelnen Behandlungen schlief sie recht schnell wieder ein. Genau wie damals, als sie uns zwischen den einzelnen Übungen immer wieder eingeschlafen war. Wir machten uns große Sorgen um sie.

Gegen drei Uhr kam der Neurologe, brachte erneut eine Kalziumtablette und machte zum zweiten Mal in dieser Nacht intensive neurologische Untersuchungen. Danach verkündete er eine himmlische Botschaft: »Alle Untersuchungsergebnisse lassen darauf schließen, dass es kein Gehirnschlag gewesen ist, Frau Clahsen. Sie müssen aber noch hier bleiben ...« – »Ich bleibe nicht hier!«, protestierte Lilo und wollte aus dem Bett steigen. Der Arzt hielt sie fest und beruhigte sie: »Hören Sie mir doch zuerst mal zu. Lassen Sie mich doch ausreden. Sie müssen ja gar nicht stationiert werden. Sie werden um acht Uhr noch einmal gründlich untersucht, und dann können Sie wieder nach Hause.« »Bestimmt?«, fragte Lilo. »Bestimmt«, sagte der Arzt.

Nach dieser erleichternden Botschaft veranlasste ich Judith, nach Hause zu gehen, und verbrachte die ungestörte restliche Nacht auf einem Stuhl neben Lilos Bett. Um mir noch etwas Schlaf zu gönnen, legte ich den Oberkörper auf das Krankenbett und wurde erst wieder wach, als die Krankenschwester Lilo erneut Blut abnehmen wollte. Wenig später verließen wir die Notaufnahme mit einem Brief an unseren Hausarzt in der Tasche.

Jeder Tag mit neuem Mut

Die Tage, Wochen, Monate verliefen genau nach Plan. Arztbesuche, Logopädie, Massagen, Gymnastik, üben, üben, üben. Immer wieder Rückschläge überwinden. Jeden Tag mit neuem Mut beginnen. Weinen, verzweifelt sein, trösten, zu vergessen suchen, was uns nicht weiter brachte. Jede Hilfe annehmen, die sich uns bot. Lilo die Fortschritte verdeutlichen. Das war mitunter recht schwer, weil sie, anstatt den Fortschritt zu erkennen, sagte: »Das haabe ich iiimmer soo gemaaacht!« Es fiel ihr anscheinend nicht auf, dass sie Dinge vollbrachte, an die sie vor Wochen nicht einmal gedacht hatte. Dabei war das Erkennen des Fortschrittes für sie eine unschätzbar wichtige Kraftreserve, die durch keine noch so große Niedergeschlagenheit oder Verzweiflung gänzlich aufgezehrt wurde. Es war so vieles, was ihr noch fehlte: Ihre Fremdsprachen. Alles, was mit Zahlen zu tun hatte. Die Schreibmaschine, der Computer – Geräte, die sie vor dem Gehirnschlag spielerisch beherrschte, waren ihr nun absolut fremd. Sehr oft mussten wir in die Notaufnahme irgendeines Krankenhauses, weil der Umgang mit den einfachen Helfern im Haushalt, wie zum Beispiel Brotschneidemaschine, Messer, Raspeln, Herd, Bügeleisen und heißem Wasser zu Verletzungen führten, die unverzüglich ärztlich versorgt werden mussten. Lilo gab nicht auf.

❧

Ab dem 1. August 1993 erhielt Lilo ihre Erwerbsunfähigkeitsrente. Mit der Nachzahlung wurden alle entstandenen Verpflichtungen beim Sozialamt, dem Arbeitsamt und der Krankenkasse beglichen. Die unterschwellige Angst, in eine kleinere Wohnung zu müssen, war durch den Erhalt und die Höhe der Rente auch vorüber. Diese lag zwar erheblich unter der Summe, die sie bei Erreichen der Altersgrenze bekommen hätte, war aber dennoch höher, als dass uns ein Wohnberechtigungsschein zugestanden hätte.

Gesundheitlich war einiges besser geworden. Einkaufen war aber immer noch ein Abenteuer. Es saßen nicht immer ehrliche Menschen an den Kassen. Einige hatten es ausgenutzt, dass Lilo die Geldscheine nicht nach ihrem Wert unterscheiden und nicht nachrechnen konnte, ob das zurückerhaltene Geld stimmte. Traurig, dass so etwas geschieht.

Alleine mit öffentlichen Verkehrsmitteln fahren war für Lilo nicht möglich. Sie konnte sich nicht verständlich machen und fuhr wer weiß wohin, ohne dort anzukommen, wo sie ankommen wollte. Wir haben gemeinsam so manche Stadtrundfahrt gemacht, weil ich ihr die Führung überlassen hatte. Es gehörte zu unserem Übungsprogramm. Es entstand uns auch kein finanzieller Schaden, weil wir öffentliche Verkehrsmittel kostenlos benutzen konnten.

Räume, in denen sich viele Menschen aufhielten, konnte sie nicht ertragen. Veranstaltungen, bei denen das Licht ausging, wie im Kino oder Theater, konnte sie nicht besuchen. Sie bekam Angstzustände, die sehr schnell vorüber waren, wenn wir den entsprechenden Raum verlassen hatten.

❧

Im August 1993 erhielt Judith die Zulassung zu ihrem Studium, das im Oktober in Gießen begann. Abgesehen von der Freude, dass sie ihren beruflichen Herzenswunsch, Tierärztin zu werden, erfüllen konnte, brachte der Studienort eine sehr schöne und erholsame Abwechslung für Lilo und mich. Wenn wir zu unserer Tochter fuhren, besuchten wir viele Städte in Hessen, sahen uns so manche Sehenswürdigkeiten und Museen an, und Lilo brachte so manches bekömmliche Rezept mit nach Hause. Auch ihr Wortschatz vergrößerte sich, und ihre Aussprache wurde bis zum Jahresende erheblich besser.

Mitte Januar 1994 hatte Lilo erneut Schwierigkeiten mit der Aussprache und der Wortfindung. Sie litt unter Kopfschmerzen und hatte Probleme, den Blutdruck in einem normalen Bereich zu halten. Einen Tag vor ihrem Geburtstag war ihre Aussprache so verwaschen und so stark gestört, dass ich sie kaum noch verstehen konnte. Als ihr linker Arm gefühllos wurde und ihre Kopfschmerzen unerträglich, rief ich den Notarzt an. Sie wurde sofort ins Klinikum gebracht und wieder mit Heparin behandelt, weil der Verdacht auf einen erneuten Gehirnschlag bestand. Natürlich wurde sie umgehend auf die neurologische Station verlegt.

Sie wehrte sich gegen alles und musste mit Medikamenten beruhigt werden. Das Pflegepersonal war noch das gleiche, aber unsere Frau Dr. L. war nicht mehr da. Sie hatte in ein anderes Krankenhaus gewechselt. Für Lilo war das unbegreiflich. Sie weinte und jammerte nach ihrer Frau Dr. L. und beschimpfte alle, die ihr helfen wollten. Ich hatte furchtbare Angst, dass sie den Verstand verlieren könnte, da sie wirklich bösartig reagierte. Bange Stunden vergingen, und es dauerte sehr lange, bis sie sich einigermaßen beruhigte und endlich einschlief. Ich blieb sehr lange bei ihr, und erst ganz spät am Abend wurde sie zu einer Untersuchung geholt.

Ich wartete auf dem Flur der Station ihre Rückkehr und das Ergebnis ab. Es war kein Gehirnschlag. Eine der Hauptadern im Kopf war so sehr angeschwollen, dass sie zu platzen drohte. Lilo war wach, und der Arzt hatte ihr die Ursache genau erklärt. Denken und Sprechen funktionierte langsam. Sie hatte verstanden, dass sie einige Tage unter Beobachtung bleiben musste und nicht aufstehen durfte; unter keinen Umständen.

❧

Am 2. März wurde sie entlassen. Ihre Sprach- und Bewegungsstörungen hatten sich zurückgebildet. Wir gönnten uns ein paar ruhige Tage und nahmen dann die gewohnten Therapien wieder auf. Die Besuche bei Judith und die schönen Stunden, die wir in Hessens Sehenswürdigkeiten verbrachten, gaben uns die Entspannung, die wir brauchten.

Lilos Willenskraft war bewundernswert. Ihre sprachlichen Fortschritte fanden die Ärzte überdurchschnittlich. Zahlen blieben ihr leider auch weiterhin ein Geheimnis. Sie las wieder Bücher und versuchte sich an Kreuzworträtseln.

So verging das Jahr bis zum 23. November. An diesem Tag bekam sie starke Bauchschmerzen, die am 24. November gegen Abend unerträglich wurden. Ich rief unseren Hausarzt an, und der gab mir den Rat, sie sofort ins Krankenhaus zu bringen. Ich brachte sie nach Eschweiler. Unser Hausarzt hatte mit seiner Ferndiagnose recht gehabt: Lilo hatte einen Darmverschluss und wurde sofort operiert. Um zwei Uhr kam endlich die erlösende Nachricht: »Operation gut verlaufen, wir haben keinen künstlichen Darmausgang legen müssen.« Am siebten Dezember holte ich Lilo wieder nach Hause und hoffte, nein, betete, dass das der letzte Schicksalsschlag für sie gewesen sein möge.

Wir schreiben Oktober 1998. Meine Gebete scheinen erhört worden zu sein. Wir haben weiter an der ›neuen Zukunft‹ gearbeitet und sind dafür belohnt worden.

Unsere Tochter steht vor dem dritten und letzten Staatsexamen, das sie im nächsten Jahr ablegen wird. Ich habe mich entschlossen, meine Aufzeichnungen zu beenden.

Lilo wird – trotz aller Fortschritte, die sie zu verzeichnen hat – nicht mehr so gesund werden wie vor jenem 3. August 1991. Aber alles, was die begleitenden Ärzte, das Pflegepersonal, die Logopädinnen, die Physiotherapeuten und wir unternommen haben, hat zu einer guten Lebensqualität geführt. Nicht zuletzt deshalb, weil wir die Hoffnung nie aufgegeben haben und nie aufgeben werden.

Unser Dank gilt all denen, die uns dabei begleitet und geholfen haben.

Epilog

Um mich selbst zu therapieren; um diese ungeheure, schmerzhafte und vor allem urplötzliche Veränderung in unserem Leben verkraften und letztendlich meistern zu können, schrieb ich alles, was wir gemeinsam durchlebten, auf.

Seit dem Ende meiner Aufzeichnungen im Oktober 1998 bis zum Zeitpunkt der Veröffentlichung dieses Buches im Frühjahr 2003 verbesserte sich zu unserer großen Freude die Lebensqualität meiner Frau immer mehr, dank der logopädischen, physiotherapeutischen und medizinischen Betreuung. Lilos allgemeine Gesundheit und auch meine eigene sind durch die ständigen ärztlichen Kontrollen befriedigend stabil.

Lilo kann ihren Tagesablauf mit all seinen Verrichtungen wieder völlig selbstständig gestalten und bewältigen.

Obwohl wir uns über jeden noch so kleinen Fortschritt freuen, fällt in ihre Freude immer wieder ein Wermutstropfen. Lilo weiß und merkt täglich, was sie alles nicht mehr kann, während ich mich über alles freue, was sie endlich wieder kann.

Am 22. Februar diesen Jahres ist sie sechzig geworden. In den zurückliegenden zwölf Jahren hat sie einen ungeheuren Kampf gegen die Krankheit geführt und gewonnen.

Wir hoffen, dass dieser Erfahrungsbericht in erster Linie allen Betroffenen, aber auch den Mit-Betroffenen Mut macht und Hoffnung bringt. Aber auch Nicht-Betroffene können Nutzen daraus ziehen: Sie werden vielleicht Aphasie-Kranken nicht mehr so hilflos und verständnislos gegenüberstehen. Das ist sehr wichtig, besonders wenn man sich ins Gedächtnis ruft: Es kann jeden jederzeit treffen.

Informationen zu Schlaganfall und Aphasie

Die weitaus häufigste Ursache für eine Aphasie ist ein Schlaganfall. Leider wissen jedoch viele Menschen immer noch zu wenig über diese Erkrankung. Deshalb erschien es uns sinnvoll, anschließend an den vorliegenden Erfahrungsbericht einen allgemeinen Überblick zu liefern: Was ist ein Schlaganfall, wie bemerkt man ihn, was ist zu tun? Dr. med. A. Rogozinski, Oberarzt der Neurologischen Klinik am Philippusstift (katholisches Krankenhaus Essen), beschreibt Ursachen, Diagnostik und die Möglichkeiten der Therapie.

Noch weniger wissen viele Menschen über den »Verlust der Sprache«, die Aphasie. Angehörige stehen oft hilflos vor dem Erkrankten und wissen nicht, wie sie mit der neuen Situation umgehen sollen. Freunde und Bekannte ziehen sich aus Unsicherheit zurück; der Aphasiker wird von manchen gar behandelt, als sei er schwerhörig oder geistig beeinträchtigt, obwohl sein Denkvermögen nicht getrübt ist. Christiane Mais vom Aphasiker-Zentrum Nordrhein-Westfalen e.V. fasst die wichtigsten Merkmale einer Aphasie zusammen. Sie beschreibt Syndrome, in denen sich eine Aphasie äußern kann, gibt Tipps, wie man mit Aphasikern im Alltag und zu Hause umgehen kann und sollte, und beschreibt die typischen Stationen einer Therapie und Rehabilitation.

Sonja Siegert
Mabuse-Verlag

Der Schlaganfall

Ursachen, Diagnostik und Akutbehandlung

Ein Schlaganfall ist eine plötzlich einsetzende Erkrankung des Gehirns infolge einer Durchblutungsminderung oder einer Blutung. Die Durchblutungsstörung entsteht durch die Verstopfung eines zum Gehirn führenden Blutgefäßes, die Blutung durch das Zerreißen einer Ader. Die gestörte Blutversorgung des Gehirns führt zu einem Energie- und Sauerstoffmangel der Nervenzellen und zum Zelltod. Dieses Ereignis setzt häufig weitere Reaktionen im Gehirn in Gang, die zu zusätzlichen Schädigungen führen können.

Die Folgen eines Schlaganfalls sind nicht selten schwerwiegend. Der Schlaganfall ist die dritthäufigste Todesursache in Deutschland und die häufigste Ursache für eine bleibende Behinderung im Erwachsenenalter. Deshalb ist der Schlaganfall ein medizinischer Notfall.

Die häufigste Form eines Schlaganfalls ist die **Minderdurchblutung** eines Gehirnbezirks (ischämischer Infarkt, 80-85% der Patienten). Die Mangeldurchblutung wiederum entsteht meistens durch eine der folgenden Erkrankungen:

- Zunehmende Verengung und Verkalkung der großen Schlagadern zum Gehirn (Atherosklerose der hirnversorgenden Arterien)
- Zunehmende Verengung der kleinsten Hirngefäße
- Herzerkrankungen und Herzrhythmusstörungen, die zur Entstehung von Blutgerinnseln im Herzen führen. Werden diese Gerinnsel mit dem Blutfluss fortgespült, können sie Gehirngefäße verstopfen.

Seltener liegen andere Ursachen einer Minderdurchblutung vor, wie Gefäßwandeinrisse (Dissekat), Gefäßentzündungen, angeborene Gefäßanomalien, Venenthrombosen, Bluterkrankungen, Gerinnungsstörungen, Migräne, Stoffwechselstörungen oder Schwangerschaft. Diese selteneren Ursachen sind immer dann zu bedenken, wenn ein jüngerer Patient einen Schlaganfall erleidet.

Die Ausfallserscheinungen nach einer Minderdurchblutung können verschieden lang andauern. Man unterscheidet folgende **Zeitverläufe**:

- Transitorische Ischämische Attacke (TIA). Die Ausfälle dauern weniger als 24 Stunden
- Prolongiertes reversibles neurologisches Defizit (PRIND) mit einer Rückbildung über Tage
- Vollendeter Schlaganfall mit anhaltenden Ausfällen.

Leider werden insbesondere flüchtige, zum Teil nur Sekunden anhaltende Störungen häufig nicht ernst genommen. Dabei sollten gerade die so genannten »TIA« Anlass zu einer gründlichen und raschen neurologischen Untersuchung sein, da sie Warnzeichen eines drohenden Schlaganfalls sind.

Die **Einblutungen in das Gehirn** machen etwa 10-15% aller Schlaganfälle aus (intrazerebrale Blutung). Häufigster Grund für eine Einblutung ist der Bluthochdruck. Weitere Möglichkeiten sind die Einnahme von Marcumar, Gerinnungsstörungen, Gefäßmissbildungen, Venenthrombosen oder ein Alkoholismus.

Die **Einblutungen unter die Hirnhaut** machen nur 5% aller Schlaganfälle aus (subarachnoidale Blutung). Die wichtigste Ursache sind Gefäßaussackungen (Aneurysma) der Hirnbasisgefäße.

Wie der Name schon sagt, treten die **Symptome und Zeichen** eines Schlaganfalls meistens plötzlich und unverhofft auf. Flüchtige Warnzeichen in den zurückliegenden Wochen und Monaten sind allerdings häufig. Eine langsame Verschlechterung über Tage ist selten. Bei den folgenden Symptomen muss das Vorliegen eines Schlaganfalls immer bedacht werden:

- Erstmalige heftigste Kopfschmerzen, evtl. mit Erbrechen
- Heftiger Schwindel, sofern weitere neurologische Störungen vorliegen
- Sehstörungen wie Doppelbilder, flüchtige Sehstörungen auf einem Auge (Amaurosis fugax) oder Sehstörungen zu einer Seite (Hemianopsie)
- hängender Mundwinkel (Fazialisparese)
- verwaschene Sprache (Dysathrie)
- halbseitige Lähmungen (Hemiparese) und Gefühlsstörungen
- Koordinations- und Gehstörungen
- Sprachstörungen (Aphasie)
- Erstmalige epileptische Anfälle im hohen Lebensalter
- Bewusstseinsstörungen

Diese Symptome müssen dringend weiter abgeklärt und behandelt werden. Neben der Erhebung der Krankengeschichte ist eine eingehende neurologische Untersuchung und allgemeine körperliche Untersuchung erforderlich. Dies wird ergänzt durch eine **apparative Diagnostik:**

- Eine Blutentnahme dient u. a. der Bestimmung des Blutzuckers, der Blutfette, der Blutgerinnung und des Flüssigkeitshaushaltes.
- Die Computertomographie erlaubt die rasche schichtweise Darstellung des Gehirns mittels Röntgenstrahlen. Insbesondere dient sie dem Nachweis einer Hirnblutung (Abbildung 1).

- Im Ultraschall der Hirnschlagadern (Doppler- und Duplexsonographie) können Einengungen der Hirngefäße nachgewiesen werden.
- Im Ruhe-EKG und 24-Stunden EKG wird nach Herzrhythmusstörungen und Herzerkrankungen gesucht.
- Der Ultraschall des Herzens (Echokardiographie) dient dem Nachweis von Blutgerinnseln im Herzen, welche den Schlaganfall ausgelöst haben könnten.
- Die Kernspintomographie ist das modernste Verfahren zur schichtweisen Darstellung des Gehirns. Es ist besonders empfindlich und kann auch kleinste Durchblutungsstörungen sehr früh nach dem Ereignis erfassen. Eine Strahlenbelastung entsteht nicht. Patienten mit Herzschrittmachern oder magnetisierbaren Metallen im Körper dürfen aber nicht untersucht werden.
- Insbesondere wenn eine operative Behandlung der Schlaganfallursache in Betracht kommt, wird eine Kontrastmitteluntersuchung der Hirngefäße mit einem Katheter (Angiographie) durchgeführt.

Von herausragender Bedeutung ist das **Erkennen der Risikofaktoren** für einen Schlaganfall und die sich anschließende konsequente Behandlung. Liegen mehrere Risikofaktoren gleichzeitig vor, vervielfältigt sich das Risiko. Der wichtigste Risikofaktor für einen Schlaganfall ist der Bluthochdruck (arterielle Hypertonie). Bedeutsam sind aber auch der Diabetes mellitus, erhöhte Blutfette, das Rauchen, übermäßiger Alkoholkonsum, Übergewicht und Bewegungsmangel.

Wenn ein Schlaganfall eingetreten ist, muss in den folgenden Tagen unbedingt eine regelmäßige Kontrolle und gegebenenfalls auch Behandlung von Atmung, Herzfunktion, Blutdruck, Schluckstörungen, Temperatur, Blutzucker und Flüssigkeitsbilanz durchgeführt werden. Vorbeugende Maßnahmen dienen der Vermeidung von Thrombosen, Lungenentzündungen, Druckgeschwüren und Harnwegsinfekten. Dies alles gelingt nur durch die gemeinsam abgestimmte **Zusammenarbeit von Pflegedienst, Physiotherapeuten, Ergotherapeuten und Sprachtherapeuten**.

Abhängig von der Form des Schlaganfalls können weitere **spezielle Therapien** möglich sein. Im Falle einer Minderdurchblutung (ischämischer Infarkt) kann versucht werden, durch Auflösen des Blutgerinnsels (Lyse) das verstopfte Gefäß wieder durchgängig zu machen. Dabei wird das Medikament entweder in eine Vene (systemische Lyse) oder über einen Katheter direkt in das verstopfte Gefäß injiziert (lokale Lyse). Diese Behandlung muss aber innerhalb von drei bis sechs Stunden nach dem Schlaganfall begonnen werden, und viele Begleiterkrankungen schließen eine Lyse aus. Als wichtigste Nebenwirkung kann es unter dieser Behandlung zu einer Blutung kommen. Das Risiko einer Hirnblutung beträgt ca. 6%, das Risiko einer tödlichen Hirnblutung beträgt ca. 3%. Trotz aller Einschränkungen und Risiken ist die Lyse jedoch für einen kleinen Teil der Patienten sinnvoll.

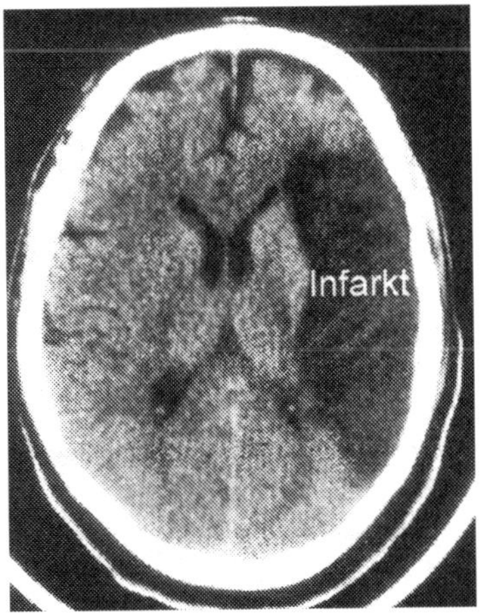

Computertomographie einer älteren Minderdurchblutung (ischämischer Hirninfarkt)

Möglicherweise sinnvoll sind die Eröffnung der Schädeldecke (Kraniotomie) bei sehr großen minderdurchbluteten Hirnarealen und die Kühlung des Patienten (Hypothermie). Bisher ohne Nutzen sind Medikamente, welche die Nervenzellen schützen sollen (Neuroprotektiva).

Um in der Zukunft weiteren Minderdurchblutungen vorzubeugen, können zudem spezielle Maßnahmen erforderlich sein. Ist der Schlaganfall Folge einer eingeengten Halsschlagader und beträgt die Einengung mehr als 70%, reduziert die Operation der Halsschlagader das Risiko, einen neuen Schlaganfall zu erleiden. Es ist noch nicht gesichert ob das Einsetzen eines Röhrchens (Stent) in die eingeengte Halsschlagader von Nutzen ist.

Die meisten Patienten werden zur Vorbeugung nach einem Schlaganfall jedoch medikamentös behandelt. Sie erhalten entweder Substanzen zur Hemmung der Blutplättchen-Verklebung (Thrombozytenfunktionshemmer wie z.B. ASS) oder Tabletten zur Hemmung der Blutgerinnung (Marcumar).

Nach der Akutbehandlung im Krankenhaus schließt sich abhängig von den noch bestehenden Defiziten eine Rehabilitationsbehandlung an.

Dr. med. A. Rogozinski,
Priv.-Doz. Dr. med. H. Gerhard,
Neurologische Klinik Philippusstift Essen

Aphasie – was ist das?

Aphasie ist eine erworbene Sprachstörung, die als Folge einer Störung des Sprachzentrums im Gehirn auftritt. Das Wort »Aphasie« ist ein medizinischer Fachbegriff und bedeutet »Verlust der Sprache«.

Aphasie bedeutet eine Beeinträchtigung von Sprachfunktionen. Je nach Ausmaß der Störung sind die Fähigkeiten zu sprechen, verstehen, schreiben und/oder zu lesen betroffen. Aphasiker sind jedoch weder in ihrem Denken noch in ihren Intelligenzleistungen gestört!

84% der Aphasien sind Folge eines Schlaganfalls, 10% sind durch Schädelhirnverletzungen, 5% durch Hirntumore und 1% durch entzündliche Prozesse im Gehirn bedingt. Das Ausmaß der Verletzungen entscheidet über den Schweregrad und die Art der Aphasie.

Nach Poeck und Mitarbeiter werden vier verschiedene Aphasie-Syndrome unterschieden: Globale Aphasie, Broca-Aphasie, Wernicke-Aphasie und Amnestische Aphasie.

Die Aphasie-Syndrome

Globale Aphasie

Die globale Aphasie ist die schwerste aphasische Störung; eine sprachliche Verständigung ist mit dem Patienten kaum oder gar nicht mehr möglich. Spontansprache und Sprachverständnis sind schwer beeinträchtigt, der Patient kann nur Bruchstücke von Worten vorbringen und versteht – wenn überhaupt – lediglich einfachste Aufforderungen. Die Fähigkeit, über Begriffe adäquat zu verfügen, ist bei der globalen Aphasie aufgehoben.

Viele globale Aphasiker benutzen häufig sinnlose Silben, die sich in immer wiederkehrenden Äußerungen wie z.B. »tatatata« oder »dudududu« äußern. Andere gebrauchen automatisierte Floskeln, wie »na ja«, »Oh Gott« oder »ja, ja«, die aber nicht adäquat im Gespräch eingesetzt werden.

Broca-Aphasie

Bei der motorischen Aphasie oder Broca-Aphasie sind der Sprachakt und damit die Spontansprache besonders schwer gestört, im Vergleich zu den ebenfalls vorliegenden, aber weniger auffälligen Störungen der übrigen Sprachleistungen. Das Sprechen erfolgt daher bei den Patienten oft nur sehr mühsam, nicht selten mit krampfhafter Anspannung der ganzen Sprech- und Atemmuskulatur. Die Sprache ist grammatisch entstellt, man spricht vom so genannten Agrammatismus, da zum Beispiel Artikel und Konjunktionen weggelassen oder auf einzelne Worte reduziert werden. In seltenen Fällen hat man als Zuhörer den Eindruck eines Telegrammstils. Auch kann es zu Wortverstümmelungen kommen, besonders den phonematischen Paraphasien, unter denen man ein Vertauschen einzelner Laute innerhalb eines Wortes versteht. Ein Beispiel: Der Therapeut fragt den Patienten nach der Krankheitsgeschichte; der Patient antwortet: »Skifahren Schweiz, Abfahrt und Bautz. Kaputt.«

Das Sprachverständnis ist trotz der mühsamen Sprechweise und der zahlreichen Sprechpausen nur gering gestört.

Wernicke-Aphasie

Im Vordergrund steht die Störung des Sprachverständnisses. Die Patienten können Gesprochenes nur unzureichend verstehen, man spricht daher bei der sensorischen Aphasie auch von einer »rezeptiven Aphasie«. Das Spontansprechen ist dagegen weitgehend erhalten und flüssig, wenn auch nicht ungestört; es können Worte verwechselt oder deformiert werden, phonematische und semantische Paraphasien sind reichlich bis hin zu Neologismen. Die bedeutet, dass die einzelnen Laute eines Wortes so vertauscht werden, dass ein neues Wort entsteht, das nicht in der Standardsprache vorkommt. Grammatische Fehler werden oft gemacht, jedoch besteht nicht dieser ausgeprägte Agrammatismus wie bei der motorischen Aphasie. Statt eines Agrammatismus findet man häufiger einen Paragrammatismus: Dies will besagen, dass oft falsche Beziehungen zwischen den Worten hergestellt werden (beispielsweise fehlerhafte Satzteil-Aneinanderreihungen), oder es werden Satzteile verdoppelt. Ein Beispiel: Der Therapeut fragt nach der Krankheitsgeschichte, der Patient antwortet: »Und die is mir auf dem Weg nach Arbeit is mirs nich gut geworden.«

Amnestische Aphasie

Kennzeichen der amnestischen Aphasie sind Wortfindungsstörungen. Die Spontansprache ist gut, allenfalls durch die Wortfindungsstörung etwas zögernd. Das Sprachverständnis ist weitgehend erhalten, wobei das Sprachverständnis im normalen Gespräch praktisch unauffällig erscheinen kann.

Patienten mit amnestischer Aphasie sind demzufolge durchaus fähig, Objekte zu erkennen und zu identifizieren. Sie können diese Identifikation nur nicht mit dem passenden Wort belegen. Sie versuchen daher, die Lücke durch Ersatzworte oder Ersatzformulierungen zu füllen. Diese Störung kann gelegentlich so diskret sein, daß unerfahrene Untersucher diese recht charakteristische aphasische Störung nicht bemerken.

Nur gelegentlich treten Paraphasien auf, wobei semantische etwas häufiger als phonematische Paraphasien zu beobachten sind. Kommen die Patienten beim Erzählen durch Fehlen eines bestimmten Wortes ins Stocken, so gelingt ihnen meist, durch ganz unterschiedliche Verhaltensweisen die Unterbrechung zu überbrücken. Der Patient kann zum Beispiel den Begriff »Stuhl« nicht spontan sprechen, er umschreibt: »Das Ding wo ich drauf sitze mit den vier Beinen und der Lehne.«

Die vier Aphasie-Typen nach Leitsymptomen unterteilt

Leitsymptom	amnestische Aphasie	Wernicke-Aphasie	Broca-Aphasie	globale Aphasie
Sprach-verständnis	leicht gestört	stark gestört	leicht gestört	stark gestört
Sprach-produktion	meist flüssig	flüssig, überschießend (Logorrhoe)	gering, verlangsamt Sprachanstrengung	spärlich bis fehlend, Automatismen
Paraphasien und Satzbau	wenig Paraphasien, Satzbau kaum gestört, umschreibende Sätze bei Wortfindungsstörung typisch, Ersatzstrategien	reichlich semantische u. phonematische Paraphasien bis hin zu Neologismen Paragrammatismus	oft phonematische Paraphasien, Agrammatismus (Fehlen von Funktionswörtern, d. h. einfache Satzstrukturen	viele phonematische Paraphasien und Neologismen, Satz hat oft nur Einzelwörter oder Sprachautomatismen
Sprachmelodie und -rhythmus (Prosodie)	erhalten, aber zögernde Sprechweise durch Wortfindungsstörung	erhalten	stark gestört	stark gestört, oft Artikulation dysarthrisch

Spezifische Hilfen im Umgang mit Aphasikern im Alltag und zu Hause

- Bilden Sie einfache und prägnante Sätze.
- Sprechen Sie langsam und deutlich, aber nicht abgehackt.
- Lassen Sie dem Aphasiker Zeit zum Sprechen, um ihn zum Sprechen zu motivieren.
- Fallen Sie dem Aphasiker nie ins Wort.
- Schauen Sie den Aphasiker beim Sprechen an (Blickkontakt).
- Unterstützen Sie mit adäquater Gestik und Mimik das, was Sie sagen wollen.
- Führen Sie nie zwei Dinge gleichzeitig aus, zum Beispiel nicht sprechen und gleichzeitig laufen.
- Helfen Sie dem Aphasiker beim Verstehen, indem Sie auf Realgegenstände im Raum zeigen, wenn es inhaltlich darum geht.
- Benutzen Sie die normale Lautstärke – Aphasiker sind nicht schwerhörig.
- Sprechen Sie nicht gleichzeitig mit zwei Personen auf den Aphasiker ein.
- Wechseln Sie nie zu schnell das Thema.
- Betonen Sie die Worte, die für den Inhalt des Gesagten wichtig sind.
- Sprechen Sie nie »über den Kopf des Aphasikers«, auch wenn er Sprachverständnisprobleme hat.
- Bei auftretenden Sprachfehlern, die der Aphasiker macht, sollten diese nur auf Wunsch des Patienten verbessert werden.
- Das richtige Sprechen sollte nicht immer im Vordergrund stehen.
- Nicht auf der korrekten Aussprache bestehen.
- Den Aphasiker nie unter Druck setzen.
- Nehmen Sie dem Aphasiker nicht alle Aufgaben zu Hause ab. Sie sollten von Anfang an auf die Selbstständigkeit achten – auch wenn es manchmal nicht einfach ist.
- Hilfestellungen nur dann einsetzen, wenn der Aphasiker diese auch wirklich benötigt.

Die Logopädie in der Rehabilitation von Aphasikern

Die Behandlung der Aphasie ist sehr vielschichtig und hängt von vielen Faktoren ab.

Ausschlaggebend für die Art und den Verlauf der Therapie sind das Syndrom (Globale-, Broca-, Wernicke- oder Amnestische Aphasie und Sonderformen), der Schweregrad der Störung, die Zeitspanne seit Ausbruch der Aphasie und die Persönlichkeit des Aphasikers.

Diese Bedingungen müssen die Therapeuten (Logopäden, Sprachtherapeuten, Linguisten) auf jeden Fall immer berücksichtigen, um die Therapie-Inhalte individuell auf den Aphasiker abstimmen zu können.

Eine der wichtigsten Bedingungen in der Rehabilitation von Aphasikern ist, dass die logopädische Therapie so früh wie möglich beginnen muss.

Der Erstkontakt zu dem Patienten sollte schon auf der Wachstation (stroke unit) erfolgen, um dem Aphasiker Vertrauen und Zuwendung zu vermitteln und ihm das Gefühl zu geben, dass er nicht alleine ist. Inwieweit hier erste Therapieschritte erfolgen können, hängt vom medizinischen Zustand des Patienten ab.

Während des Aufenthaltes auf der Wachstation und auf der Normalstation sollte der Aphasiker bestärkt, angeregt und leicht sprachlich gefordert werden. Diese Phase wird **Aktivierungsphase** genannt.

Die Aphasiker sollten in dieser Phase so stimuliert werden, dass das Sprachverständnis für alltägliche Situationen verbessert wird, und er sollte zu sprachlichen Äußerungen angeregt werden.

Nachdem sich der allgemeine Krankheitszustand des Patienten stabilisiert hat und mithilfe von Diagnostikverfahren (z.B. Aachener Aphasie-Test) das Syndrom spezifiziert wurde, kann gezielt an den Störungen gearbeitet werden. Diesen Therapieabschnitt nennt man **störungsspezifische Übungsphase.**

Hier wird im besonderen Wert auf die linguistisch (sprachwissenschaftlich) fundierten Therapieverfahren gelegt, die alle Modalitäten der Sprache (Sprechen, Verstehen, Lesen, Schreiben) berücksichtigen. Therapiemethoden der Reaktivierung, Reorganisation und Kompensation finden neben vielen anderen hier ihren Einsatz. Reaktivierungsverfahren gehen davon aus, dass nicht gestörte Modalitäten die betroffenen Modalitäten der Sprache verbessern sollen (z.B. Deblockierung nach E. und I. Weigl). Bei den Reorganisationsverfahren ist davon auszugehen, dass nicht betroffene Hirnbereiche die Funktionen der gestörten Hirnareale teilweise übernehmen (z.B. Melodische Intonationstherapie).

Die Visual Action Therapy ist eine Therapiemethode der Kompensation. Schwer betroffene Aphasiker lernen, über Gestik mit der Umwelt zu kommunizieren.

Die störungsspezifische Übungsphase kann sich über zwei bis drei Jahre hinziehen.

Die sich anschließende **Konsolidierungsphase** fließt schon in die störungsspezifische Übungsphase hinein. Hier gilt es, die erarbeiteten Therapie-Inhalte zu festigen und in den Alltag zu integrieren.

Dies geschieht oft durch häusliche Übungen oder auch Kommunikationsgruppen. In diesen Gruppen werden z.B. mithilfe von Rollenspielen Alltagssituationen mit den betroffenen Aphasikern geübt (z.B. Einkaufen, Telefonieren, Besuch eines Restaurants).

In der letzten Zeit hat auch der Computer Einzug in die logopädische Therapie gehalten. Viele Selbsthilfegruppen des Bundesverbandes für die Rehabilitation der Aphasiker e.V. arbeiten mit mehreren Aphasikern in Einzel- oder Gruppentreffen mit sprachunterstützenden Programmen. Doch sollte man an dieser Stelle betonen, dass der Sprachcomputer die Therapie nur unterstützen kann, den Therapeuten aber nie ersetzen wird.

Abschließend sei zu sagen, dass die logopädische Rehabilitation eines Aphasikers nie endet. Mehrere Studien haben nachgewiesen, dass es auch zehn Jahre nach dem Ereignis (Schlaganfall, Hirnblutung, Schädelhirnverletzung etc.) immer noch zu sprachlichen Verbesserungen kommt.

Christiane Mais
Aphasiker-Zentrum NRW e.V.

Nützliche Adressen

Bundesverband für die Rehabilitation der Aphasiker
Wenzelstr. 19
97084 Würzburg
Telefon: (09 31) 25 01 30-0
Telefax: (09 31) 25 01 30-39
E-Mail: info@aphasiker.de
Internet: www.aphasiker.de
Der Bundesverband für die Rehabilitation der Aphasiker vertritt die Interessen der Aphasiker und deren Angehöriger in Deutschland. Er verschickt auf Anforderung Broschüren und Informationsmaterial und gibt Auskunft über die direkten Ansprechpartner in den 16 Bundesländern, die durch Landesverbände unter dem Bundesverband vertreten sind.

Stiftung Deutsche Schlaganfall-Hilfe
Carl-Bertelsmann-Str. 256
Postfach 104
33311 Gütersloh
Telefon: 01805/093 093 (0,12 /Min.)
Telefax: 01805/094 094
E-Mail: info@schlaganfall-hilfe.de
Internet: www.schlaganfall-hilfe.de
Hier erhält man Informationen zum Schlaganfall, die auf Wunsch auch zugesendet werden.

Aphasiezentrum Josef Bergmann gGmbH
Josef-Bergmann-Straße 1
49377 Vechta-Langförden
Telefon: (0 44 47) 9 70-0
Telefax: (0 44 47) 9 70-199
E-Mail: Info@aphasie-zentrum.de
Internet: www.aphasie-zentrum.de
Das Zentrum bietet Aphasikern und Angehörigen spezielle Therapieangebote an. Die Voraussetzung zur Teilnahme an einem mehrwöchigen Intensivkurs ist ein so genannter Schnupperkurs, der an einem Wochenende im Aphasiezentrum durchgeführt wird.

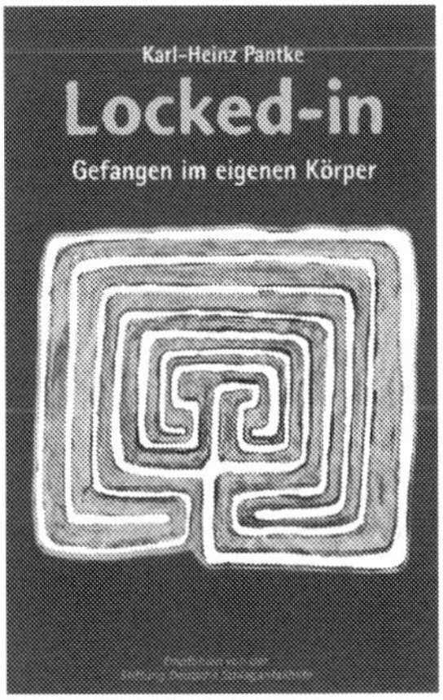

Karl-Heinz Pantke

Locked-in

Gefangen im eigenen Körper

3. Auflage, 177 Seiten, franz. Broschur
ISBN 3-933050-08-1
15,90 €; 29 SFr

Im März 1995 erleidet der 39jährige Physiker Karl-Heinz Panktke einen Klein- und Stammhirninfarkt mit Locked-in-Syndrom, eine besonders schwere Form des Schlaganfalls, den die meisten Menschen nicht überleben. Die Erkrankung führt zu einer völligen Lähmung. Er muss künstlich ernährt und beatmet werden und kann – bei vollem Bewusstsein – lange Zeit nicht mit der Außenwelt kommunizieren.
In diesem Buch beschreibt der Betroffene anschaulich die verschiedenen Phasen seiner Erkrankung, die Behandlung und den »langen Weg zurück ins Leben«.

Dr. Karl-Heinz Pantke, geb. 1955, wohnt in Berlin. Er war bis zum Beginn seiner Erkrankung als Wissenschaftler in verschiedenen in- und ausländischen Hochschulen tätig. Sein Spezialgebiet ist die Ultrakurzzeitphysik.

»Ein wichtiges Buch, das Ärzten, Pflegekräften, Physiotherapeuten und allen Helfern stellvertretend die Anliegen unserer oft sprachlosen Patienten zu Gehör bringt.«
Zeitschrift Fortschritte der Neurologie

»Ein Buch, das Betroffenen und auch Angehörigen Mut schenken wird.«
Schlaganfall-Magazin

Mabuse-Verlag • Postfach 90 06 47
60446 Frankfurt a. M. • Tel.: 069-70 79 96-16 • Fax: 069-70 41 52
www.mabuse-verlag.de • verlag@mabuse-verlag.de

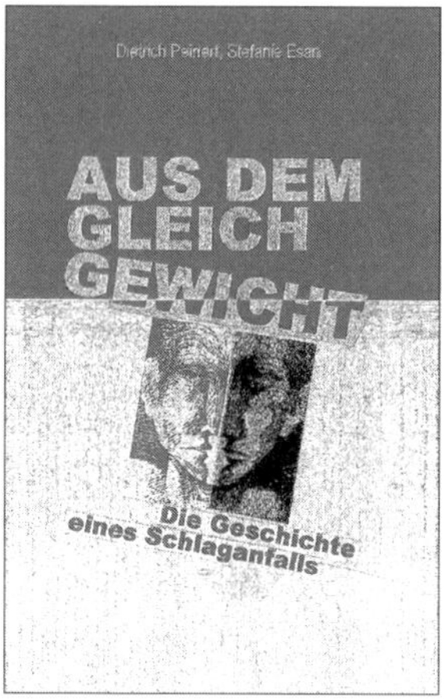

Dietrich Peinert,
Stefanie Esan

Aus dem Gleichgewicht

Die Geschichte eines Schlaganfalls

3. Auflage, 158 Seiten, Franz. Broschur
ISBN 3-929106-44-2
15,90 €; 29 SFr

Ein Erfahrungsbericht über Vorzeichen, Verlauf und Folgen eines Schlaganfalls und auch den Prozess der Rehabilitation – erzählt aus der Sicht eines Betroffenen und seiner Physiotherapeutin.

Dietrich Peinert, geb. 1925, unterrichtete Englisch und Deutsch, lange Zeit auch im Ausland (Großbritannien, Namibia, Schweden). Er war in der Schulaufsicht eines Ministeriums und schließlich in Bonn als Leiter der Schulabteilung der Kultusministerkonferenz tätig. Anfang 2001 ist er verstorben.

Stefanie Esan, geb. 1968, lebt in Kiel und eröffnete 1997 eine eigene Praxis für Physiotherapie.

»Es ist nicht nur ein bewegendes, sondern auch ein lehrreiches Buch, lehrreich für jeden zum Beispiel, der sich plötzlich in die Patientenexistenz geworfen sieht.« Siegfried Lenz

»Allen Betroffenen wird dieser Erfahrungsbericht Mut geben.«
Prof. Günther Deuschl, Direktor der Klinik für Neurologie, Universität Kiel

»Dieses packend geschriebene Buch kann Pflegenden helfen, sich aus Sicht des Patienten mit dem Problembereich Schlaganfall auseinanderzusetzen.«
Forum Sozialstation

Mabuse-Verlag • Postfach 90 06 47
60446 Frankfurt a. M. • Tel.: 069-70 79 96-16 • Fax: 069-70 41 52
www.mabuse-verlag.de • verlag@mabuse-verlag.de

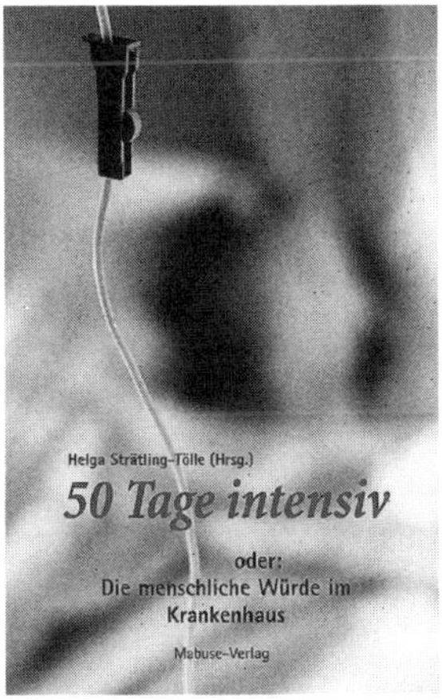

Helga Strätling-Tölle (Hrsg.)

Fünfzig Tage intensiv

oder: Die menschliche Würde im Krankenhaus

192 Seiten, franz. Broschur
ISBN 3-933050-53-7
15,90 €; 29 SFr

In diesem Buch werden die Erfahrungen einer Frau geschildert, deren Mann aufgrund einer Atemwegserkrankung fünfzig Tage auf der Intensivstation verbracht hat. Ergänzt wird ihr eindrucksvoller, bewegender Bericht durch die »Erinnerungen aus dem Koma«, vom Betroffenen selbst noch im Krankenhaus verfasst. Mitglieder der Akademie der Ethik in der Medizin (Göttingen) kommentieren die Texte aus verschiedenen fachlichen Perspektiven.

Helga Strätling-Tölle ist Psychotherapeutin und Schriftstellerin in Rottendorf bei Würzburg.

Hinter den Pseydonymen Teresa und Bernd Steins verbirgt sich ein Ehepaar, das eine lebensbedrohende Krankheit erlebte und miterlebte. Ereignisse und Orte wurden verfremdet, die Namen von Ärzten, Pflegenden und anderen Personen wurden verändert.

»Dies ist ein überaus eindrucksvolles Manuskript, ein menschlicher Erfahrungsbericht, von dem zu wünschen wäre, dass eine grosse Zahl von Menschen für sich daraus lernen könnte.«
Prof. Dr. Horst-Eberhard Richter

Mabuse-Verlag • Postfach 90 06 47
60446 Frankfurt a. M. • Tel.: 069-70 79 96-16 • Fax: 069-70 41 52
www.mabuse-verlag.de • verlag@mabuse-verlag.de